注射用丹参多酚酸盐综合评价与临床应用

Comprehensive Evaluation and Clinical Application of Salvianolate for Injection

名誉主编　陈凯先　李大魁　胡大一

主　　编　史录文　林丽开

科学出版社

北京

内 容 简 介

本书由史录文教授、林丽开教授组织国内药学和临床专家编写审定而成。注射用丹参多酚酸盐作为一类成分明确的丹参提取物,在中药注射剂中首次开展多成分药动学研究,首次在临床试验中采用国际标准运动试验证实疗效,并完成大规模Ⅳ期临床研究。本书以注射用丹参多酚酸盐为例,尝试性地探索中药注射剂的综合评价方法,通过文献检索获取相关文献资料,从注射用丹参多酚酸盐的药学特性、药品质量、安全性、有效性、经济性、顺应性和标签信息等方面对其药学特性和临床应用进行系统的综合评价;以系统评价的方法,对系统检索的文献进行梳理和质量评价;通过分部评价得到综合结果与建议,对注射用丹参多酚酸盐进行系统综合的评价,为医疗工作者提供注射用丹参多酚酸盐的全面药品信息,可帮助其提高合理用药水平。

本书适合各级药师、中医师、中医药科研工作者阅读参考。

图书在版编目(CIP)数据

注射用丹参多酚酸盐综合评价与临床应用 / 史录文,林丽开主编 . 一北京:科学出版社,2021.6
ISBN 978-7-03-068847-7

Ⅰ . ①注… Ⅱ . ①史… ②林… Ⅲ . ①丹参—注射剂—综合评价②丹参—注射剂—临床应用 Ⅳ . ① R944.1

中国版本图书馆 CIP 数据核字(2021)第 095391 号

责任编辑:王灵芳 / 责任校对:张 娟
责任印制:赵 博 / 封面设计:蓝正广告

斜 学 出 版 社 出版

北京东黄城根北街 16 号
邮政编码:100717
http:// www.sciencep.com

天津市新科印刷有限公司印刷
科学出版社发行 各地新华书店经销
*
2021 年 6 月第 一 版 开本:720×1000 1/16
2025 年 3 月第二次印刷 印张:8 1/4
字数:109 000
定价:68.00 元

(如有印装质量问题,我社负责调换)

注射用丹参多酚酸盐综合评价与临床应用

编著者名单

名誉主编 陈凯先 李大魁 胡大一

主 编 史录文 林丽开

副主编 韩 晟 冯佳佳

编 著 者 （按姓氏汉语拼音排序）

曹俊岭 北京中医药大学东方医院

陈万生 上海长征医院

陈维红 山西白求恩医院（山西医学科学院）

董吁钢 中山大学附属第一医院

董占军 河北省人民医院

董子洵 武汉大学医院管理研究所

方唯一 复旦大学附属华东医院

冯佳佳 武汉大学医院管理研究所

付秀娟 吉林大学第二医院

韩 晟 北京大学药学院

胡元会 中国中医科学院广安门医院

贾乐川 宁夏医科大学总医院

姜明燕 中国医科大学附属第一医院

晋月萍 山西医科大学第一医院

梁 春 上海长征医院

林 慧 海南省药学会

林丽开 武汉大学医院管理研究所

刘国强　河北医科大学第三医院

刘向红　山东大学齐鲁医院

刘小玲　内蒙古自治区人民医院

马传江　山东中医药大学附属医院

马海英　中国医科大学附属第四医院

欧阳荣　湖南中医药大学第一附属医院

商洪才　北京中医药大学东直门医院

史录文　北京大学药学院

唐洪梅　广州中医药大学第一附属医院

田　杨　武汉大学医院管理研究所

王丽霞　中国中医科学院广安门医院

文爱东　中国人民解放军空军军医大学
　　　　第一附属医院

吴　晖　昆明医科大学第一附属医院

吴方建　长江航运总医院

吴玉波　哈尔滨医科大学附属第四医院

宣利江　中国科学院上海药物研究所

翟所迪　北京大学第三医院

张　晶　武汉大学医院管理研究所

张　伟　河南省人民医院

张毕奎　中南大学湘雅二医院

赵春景　重庆医科大学附属第二医院

周国华　南京大学医学院附属金陵医院

朱　珠　北京协和医院

左　燕　陕西省人民医院

序

　　"药品综合评价"是指用系统的、多学科的方法对药品的医学、社会、伦理及经济等方面进行的多角度综合评价。早在21世纪之初，由中国药学会医院药学专业委员会发起、凝聚国内医、药学界专家集体智慧形成的《中国药品综合评价指南参考大纲》第一版和第二版就相继问世。为全面深化医药卫生体制改革，推进健康中国建设，指导临床安全合理用药，不断提高药品科学、规范使用管理水平，更高质量保障人民健康，近年来相继出台的药品相关政策文件，都离不开"药品综合评价"的分析研究。2019年4月，《国家卫生健康委关于开展药品使用监测和临床综合评价工作的通知》正式发布，标志中国"药品综合评价"又向前迈进了一大步。2020年11月，国家卫健委发布《药品临床综合评价管理指南（试行）》，进一步推进工作的开展。

　　中医药是中华民族在几千年的历史进程中创造、积累和发展的科学瑰宝。我国中药现代化研究开展以来，已经取得令世人瞩目的成就。中药注射剂作为我国独创的新剂型，已经成为中药现代化的标志之一，发挥着促进我国中药振兴和发展的作用。作为中国的原创，中药注射剂在很多方面已代表中成药制造的高标准。与此同时，我们也要清醒地认识到，近十几年来，中药注射剂发展还很不平衡，正面临着前所未有的严峻挑战。但是，困境未尝不是一种机遇。党的十九大开启了国家现代化治理体系与能力建设的新时代，新时代呼唤加强科学治理的理论研究和决策转化。国家业已出台各种政策，明确表达了推动中医药发展的方向和决心。

　　开展中药注射剂的药品综合评价，对其治疗疾病安全性、有效性、经济性和适用性进行客观评价，用科学的研究数据阐明中医药的优势与价值，是中医药振兴发展的根基，是继承、发展、利用中医药伟大宝库的科学支撑。"药品综合评价"为中药注射剂提供全方位、多维度的综合分析，对中药注射剂发展的现状和存在的问题，以实事求是的科学态度去面对挑战和克服困难、创新发展，对于实现中医药行业优胜劣汰、健康良性发展的目标，促进科学、合理、安全用药，都具有重要作用。

药物从研发到临床应用，需要经过新药筛选和优化、临床前研究、临床研究、新药批准上市等阶段。中国科学院上海药物研究所注射用丹参多酚酸盐研究团队经过多年艰辛努力，成功研制了丹参多酚酸盐及其粉针剂，相关技术获得中国及美国专利的授权。该成果被列入中华人民共和国国家发展和改革委员会中药现代化的示范项目，同时被评为中国制药行业最具市场竞争力医药品种。注射用丹参多酚酸盐率先开展综合评价，按照新时代的要求，为产品在临床中合理、规范使用提供参考；也为其广泛深入研究、不断完善和创新提供依据；更为中药注射剂健康良性发展树立行业标杆，为中成药研发起到促进、示范和带动作用。

《注射用丹参多酚酸盐综合评价与临床应用》一书由北京大学药学院史录文教授和武汉大学医院管理研究所林丽开教授组织药学和临床专家编写审定，通过文献检索获取相关文献资料，从注射用丹参多酚酸盐的药学特性、药品质量、安全性、有效性、经济性、顺应性和标签信息等方面对其药学特性和临床应用进行系统的综合评价；以系统评价的方法，对系统检索的文献进行梳理和质量评价；通过分部评价最后得出综合结果与建议。相信本书不仅可以为注射用丹参多酚酸盐的临床合理应用提供参考，也将为中药注射剂的综合评价积累经验，提供有益的启发。

陈凯先 李剑 谢人

2021 年 3 月

前　言

　　丹参是一种传统的活血化瘀中药，在临床上被广泛用于治疗冠心病心绞痛、缺血性脑卒中等疾病。丹参多酚酸盐是一类成分明确的丹参提取物，丹参多酚酸盐研究团队通过 10 多年的艰辛努力，利用现代中药提取精制工艺，充分富集有效成分，成功研制了成分明确、质量可控、机制清楚、疗效确切、使用安全的丹参多酚酸盐及其粉针剂，并通过大量的药理药效和多中心的临床研究验证了其有效性和安全性。丹参多酚酸盐在中药注射剂中首次开展多成分药代动力学研究，并首次完成大规模Ⅳ期临床研究。

　　考虑到丹参多酚酸盐在各方面评价研究中的首创性和代表性，本书以注射用丹参多酚酸盐为例，从药学特性评价、质量评价、安全性评价、有效性评价、经济性评价、顺应性评价和标签信息评价等方面对其进行系统的综合评价。通过分部评价得到综合结果与建议，为临床实践提供证据，提高风险防控和合理用药水平，促进药品资源有效利用。

　　开展中成药的药品综合评价，可以为促进中成药的研发、规范临床决策、保障合理用药提供科学的参考依据。由于临床研究在不断改进，医学在不断发展，本书内容水平有限，难免会有不足之处，敬请各位同道斧正！

史录文　林丽开

2021 年 1 月

目　录

85　参考文献

99　附　录

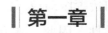

 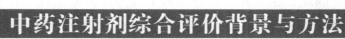

第一章

中药注射剂综合评价背景与方法

第一节　中药注射剂综合评价背景及意义

中成药药品市场的规范发展在国家经济和社会发展中起着重要作用，世界卫生组织传统医学大会曾提出：世界要以开放的头脑接受传统医药，而传统医药被广泛接受依赖于疗效的肯定，其关键环节在于研究方法的科学性。因此，建立完善、公认的中医药评价方法技术体系至关重要。用科学研究数据阐明中医药的优势与价值，是中医药振兴发展的根基，是继承、发展、利用中医药伟大宝库的理论支撑。

开展中成药的药品综合评价，可以为促进中成药研发、规范临床决策、保障合理用药提供科学的参考依据。对中药治疗疾病有效性的客观评价，可以为临床实践提供证据，为进一步的临床研究提供线索；对中药上市后临床安全性的评价，能够帮助研发人员及临床工作者全面认识产品安全性、提高风险防控和合理用药水平；建立在安全性和有效性基础上的中药经济性和适用性评价，有助于药品资源的有效利用。

注射剂系指以原料药物或与之适宜的辅料制成的供注入体内的无菌制剂，可分为注射液、注射用无菌粉剂与注射用浓溶液等。中药注射剂是以中医药理论为指导，采用现代科学技术和方法，从单味药或复方药中提取有效物质制成的注射剂。与传统中药剂型相比，中药注射剂具有生物利用度高、作用迅速等特点，在急症、重症治疗等方面被广泛应用。随着中药注射剂临床使用量的快速增长，其临床使用的安全性、有效性等问题日益凸显，因此，采用系统的评价方法，对其进行科学、全面的综合评价也引起了临床实践单位、管理部门、研究人员及社会各界的广泛关注。

丹参是一种传统的活血化瘀中药，在临床上被广泛用于治疗冠心病心绞痛、缺血性脑卒中等疾病。我国目前生产的丹参及其复方制剂品种很多，且每年的临床使用量巨大。注射用丹参多酚酸盐是在阐明丹参保护心脑血管有效成分基础上研制的丹参制剂，成分明确，质量可控，并通过大量的药理药效研究和多中心的临床研究验证了其有效性和安全性。作为一类成分明确的丹参提取物制剂，注射用丹参多酚酸盐开展了多成分药动学研究，在临床试验中采用了国际标准运动试验证实疗效，并完成了大规模Ⅳ期临床研究，这些在中药注射剂相关研究中均属首次。考虑到丹参多酚酸盐在各方面评价研究中的首创性和代表性，本书以注射用丹参多酚酸盐为例，尝试性地探索中药注射剂的综合评价方法，以期为今后相关工作的开展和完善提供参考。

第二节 中药注射剂综合评价内容及方法

本项工作完成时，国家卫健委《药品临床综合评价管理指南》尚未发布，评价内容设计主要参考《中国药品综合评价指南参考大纲》（第二版）。

中药注射剂的综合评价包括药学综合评价和临床应用综合评价两方面，其中药学综合评价包括药学特性评价、药品质量评价，临床应用综合评价包括安全性评价、有效性评价、经济性评价、顺应性评价、标签信息评价，最终通过以上7个部分的评价得到综合结果与建议。

一、药学特性评价

药学特性评价主要评价药品的有效成分、药理作用机制、药动学、药效学、药物相互作用和剂型特征等方面。针对中药注射剂进行药学特性评价，不仅是为了列举展示其各方面的药学特性，而且要评估其药学特性的研究质量，从而推断其成分是否清晰、功效机制是否明确、临床研究及应用范围与基础研究是否相符。与一般的化学药品相比，这部分评价对中药注射剂具有更重要的意义。

该部分评价采用系统评价的方法，对系统检索的文献进行梳理和质量评价，在提取信息后以综述形式作为评价结果。

二、质量评价

药品质量是保证其安全性和有效性的重要中介因素。评价药品质量主要包括药品质量控制体系的评价和药品质量结果指标的评价。中药注射剂的药品质量结果指标主要包括含量均一性和稳定性。

药品质量评价的数据源无法仅靠公开发表文献来获取，需要结合对生产厂家的调研，特别是生产厂家的质量检测记录，可以作为质量评价的重要证据。该部分研究的方法学以系统评价方法为基础，结合对生产厂家的调研资料进行综合评价。

三、安全性评价

药品安全性评价包括药品不良反应的种类、发生率、严重程度、应对措施等。从资料来源上区分，可以分为说明书不良反应信息、上市前安全性研究信息及上市后不良反应信息。

如果有相关研究证据，还应进行同类药品间不良反应的比较。

对药品安全性的评价以系统评价方法为主，基于公开发表的资料作出评价。由于安全性研究中有大量观察性研究，因此，安全性文献质量评价工具需结合观察性研究工具。

此外，安全性信息收集存在发表文献外的单独渠道，包括药品监管部门和生产厂家收集的药品不良反应信息。

四、有效性评价

有效性是药品临床应用的核心问题。药品的有效性与其临床应用密切相关，评价药品的有效性不能脱离其适应证。中药注射剂的临床应用范围除了受其说明书上的现代医学分类约束外，往往还可以根据中医证候使用，这就导致这些药品的临床应用范围依现代医学适应证来看非常广泛，在相关适应证上也存在着数量可观的研究证据。因此，本研究将分为说明书适应证和超说明书适应证两部分总结药物的临床证据，进行分类评价。

对药品有效性的评价有较为成熟的循证医学方法，基于循证医学标准将临床研究证据分类分级，选择高质量证据作为评价依据。

五、经济性评价

药品的经济性是个相对概念，无法评价某种药品的"绝对经济性"，经济性评价需要在具体的人群适应证和特定的对照药品比较中获得。对经济性的综合评价需要根据适应证和不同的对照药品分别总结。

药品经济性评价采用系统评价方法，以现有发表的高质量药物经济学评价文献为素材，采用药物经济学研究质量评价工具评价筛选证据，作出综合评价。

六、顺应性评价

药品顺应性评价依据评价角度分为两部分：患者的顺应性或称为依从性和医务人员的顺应性。

该部分评价采用系统评价的方法，对系统检索的文献进行梳理和质量评价，在提取信息后以综述形式做出评价结果。

七、标签信息评价

药品标签信息评价包括两部分，其中最核心的部分是说明书信息评价，其他标签信息以说明书内容为基础。

标签信息评价主要评价标签的合规性，评价素材基于药品当前使用的标签，评价依据包括药品监管部门的法规和评价指南。具体参照《药品说明书和标签管理规定》和《中药、天然药物处方药说明书撰写指导原则》等进行比较，并给出评价结论。

第二章

注射用丹参多酚酸盐综合评价

第一节 注射用丹参多酚酸盐简介及其文献检索

一、注射用丹参多酚酸盐简介

（一）药品基本信息

药品名称：注射用丹参多酚酸盐。

成分：丹参多酚酸盐。

性状：浅棕色疏松块状物，味微苦，微涩。

功能主治：活血、化瘀、通脉。用于冠心病稳定型心绞痛，分级为Ⅰ、Ⅱ级，心绞痛症状表现为轻、中度，中医辨证为心血瘀阻证者，症见胸痛、胸闷、心悸。

用法用量：静脉滴注。1次200mg，用5%葡萄糖注射液或0.9%氯化钠注射液250～500ml溶解后使用。1日1次，疗程2周。

（二）研发概况

从1992年起，中国科学院上海药物研究所科研人员开展了丹参的水溶性成分系统研究，发现丹参的水溶性有效成分均以盐的形式存在于药材中，这些成分主要为丹参乙酸镁及同系物紫草酸镁、迷迭香酸钠、丹参乙酸二钾、丹参素钾和紫草酸二钾等。通过活性筛选和药理学研究发现：丹参乙酸镁和它的同系物均为丹参的活性成分，其中以丹参乙酸镁药理作用最强，它是丹参的主要活性成分，以丹参乙酸镁为主要成分的多酚酸盐是丹参治疗心血管疾病最重要的有效成分。

在此基础上，通过10多年的艰辛努力，丹参多酚酸盐研究团队创新性地提出了以丹参乙酸镁作为质量控制标准，利用现代中药提取精制工艺，充分富集有效成分，成功研制了成分明确、质量可控、机制清楚、疗效确切、使用安全的丹参多酚酸盐及其粉针剂，相关技术获得了中国及美国专利的授权。该成果被列入中华人民共和国国家发展和改革委员会中药现代化的示范项目，同时被评为中国制药行业最具市场竞争力医药品种，并获得了国家技术发明奖二等奖、中国科学院杰出科技成就奖等。

2000 年 5 月，上海药物研究所与绿谷（集团）有限公司在张江高科技园区共同组建了上海绿谷制药有限公司，合作开发丹参多酚酸盐及注射用丹参多酚酸盐。

2005 年 5 月 25 日，经国家食品药品监督管理局（SFDA）［现国家药品监督管理局（NMPA）］批准，丹参多酚酸盐及注射用丹参多酚酸盐的新药注册申请获得了新药证书和生产批文。

二、注射用丹参多酚酸盐文献检索方法与结果

（一）检索策略

按照检索目的及要求，此次丹参多酚酸盐中文文献检索以中国知网、万方数据库为主要数据库，英文文献检索自 web of science 平台数据库（含 Medline 数据库）、EMBASE 数据库，全文检索包括 Elsevier、Wiley 等主要数据库。中文检索式为"主题＝丹参多酚酸盐"或"主题＝丹参乙酸镁"，时间范围为所有年度，文献类型限定为期刊。英文检索式为"Title（主题）＝Salvianolate" or "Title＝Depside Salts from Salvia miltiorrhiza" or "Title=Magnesium lithospermate B"，时间范围为所有年度，文献类型包括综述（review）、论文（article），不含通信（letter）与会议信息。

（二）检索结果

经过人工甄别，中国知网数据库检索数量为 707 篇文献记录；万方数据库有 1318 篇文献记录。英文数据库共检索到文献 512 篇，其中 web of science 平台数据库 211 篇，EMBASE 平台数据库（含 Medline）213 篇，Elsevier Scopus 数据库 88 篇。

（三）文献筛选流程及结果

根据中文文献检索的数据及数据库情况，因两个数据库重合度较高，丹参多酚酸盐中文全文下载以万方数据库为准，并根据药学特性、临床有效性、安全性、药物经济学、质量、顺应性进行分类，建立相应的数据集。万方数据库中遗漏的部分文献自中国知网库中增补。

由于丹参多酚酸盐为中药提取物，英文文献均为中文作者所写，并包含较多被收录的中文文献。以 EMBASE 数据库为准，根据数据库检索结果及人工甄别，并剔除数据库中收录的中文文献、无全文链接的文献，最终纳入研究文献 879 篇。并根据药学特性、临床有效性、质量、安全性、药物经济学、顺应性进行分类，建立相应的数据集（图 2-1）。

第二节　注射用丹参多酚酸盐药学综合评价

一、注射用丹参多酚酸盐的药学特性评价

药学特性评价主要评价药品的有效成分、药理作用机制、药动学、药效学、药物相互作用和剂型特征等方面。

按照检索目的及要求，在中国知网、万方数据库、web of science 平台

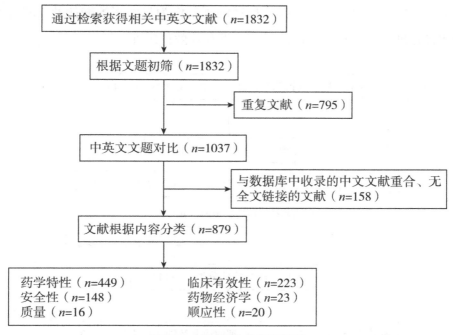

图 2-1　文献筛选分类流程图

数据库（Medline 数据库）、EMBASE 数据库、Elsevier、Wiley 等主要数据库中，根据文献主题"有效成分""药理作用机制""药动学""剂型特征"及上述主题相关的关键词"作用机制"筛选药学特性主题文献 449 篇，经去重和文题摘要复筛后，剩余 440 篇，其中绝大部分文献是药理效应和作用机制方面的研究。根据摘要和正文内容筛选相关性，最终纳入参考文献 235 篇（图 2-2）。对于大量的药理效应和作用机制研究，按照作用的组织器官和疾病类别进一步细分后，分类归纳综述。

（一）有效成分

注射用丹参多酚酸盐为淡黄色疏松体，易溶于水、醇，难溶于丙酮。丹参乙酸镁为主要成分（80% ~ 90%），紫草酸盐、迷迭香酸盐为次要成分（10% ~ 20%），其他的多酚酸盐成分均为小于 1% 的微量成分（图

2-3，图2-4）。因此，以丹参乙酸镁的含量作为丹参多酚酸盐及其粉针剂的质控标准，可以保障产品质量均一性和疗效稳定性。

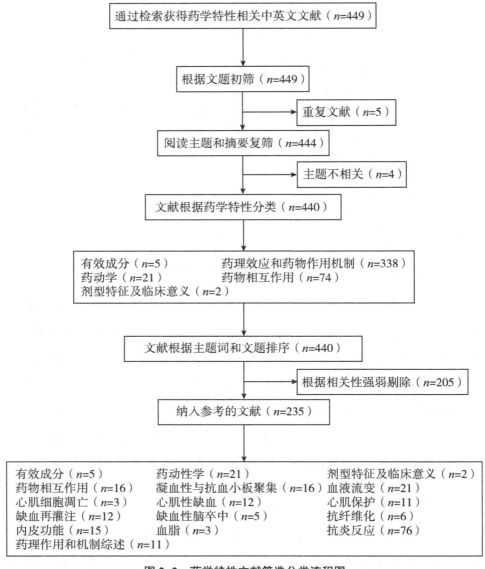

图2-2 药学特性文献筛选分类流程图

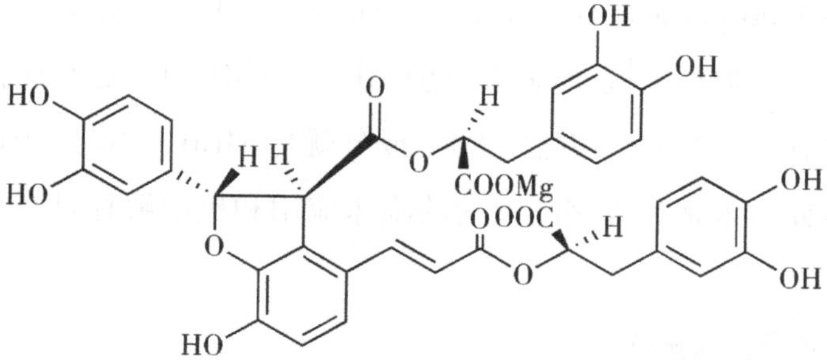

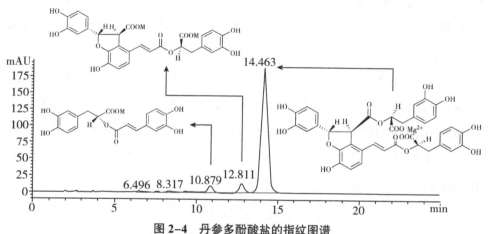

图2-3　丹参乙酸镁的化学结构式

图2-4　丹参多酚酸盐的指纹图谱

从右峰向左峰依次为丹参乙酸镁、紫草酸盐、迷迭香酸盐

（二）药理作用机制

中药丹参为唇形科植物丹参（*Salviae miltiorrhizae*）的干燥根及根茎，具有祛瘀止痛和活血通经的功效，临床主要用于冠心病心绞痛和心肌梗死等疾病的治疗。其活性成分主要分为水溶性和脂溶性两大类，水溶性成分包括丹参素、咖啡酸、迷迭香酸、紫草酸及丹酚酸类化合物等，脂溶性成分主要有丹参酮类和罗列酮类化合物等。临床前和临床研究结果显示，丹参中水溶性成分丹酚酸B（salvianolic acid B，Sal B）及其镁盐丹酚乙酸镁

（magnesium lithospermate B，MLB）活性最为突出，具有清除自由基、改善肾功能、抗肝损伤、抗炎等广泛药理作用。临床用于冠心病稳定型心绞痛治疗的注射用丹参多酚酸盐中 80% 成分就是 MLB，因此，围绕 MLB 的药理机制研究对未来丹参多酚酸盐的临床应用和机制解释具有重要的参考意义。

1. 对心血管的保护作用

丹参多酚酸盐对心血管系统具有非常广泛的药理作用，如清除缺血部位的自由基、保护血管内皮免受损伤，抗动脉粥样硬化；改善微循环，减轻心肌缺血损伤；抗血小板聚集及黏附，扩张冠状动脉，增加冠状动脉流量，保护心脏功能等。

（1）对微循环的影响：微循环是指微动脉和微静脉之间的血液循环，为人体组织器官提供营养和消除组织内代谢的副产物。微循环功能障碍是血液理化性质的改变，引起器官最大灌注减少和内皮依赖性舒张功能障碍，被认为是心血管事件的有力预测因子，逆转微循环功能障碍可能为心血管疾病的治疗和预防提供新的途径。

1）对心脏微循环灌注的影响：应用激光多普勒技术检测大鼠心脏微循环灌注，发现丹参多酚酸盐能改善开胸麻醉大鼠心肌微灌注，改善心肌心排血量（cardiac output，CO）。心脏微循环灌注在静脉注射 MLB 30mg/kg 和 60mg/kg 后迅速升高，MLB 30mg/kg 出现轻微的降压作用，而 MLB 60mg/kg 在给药初期 10 分钟之内使平均动脉压显著升高。此外，丹参多酚酸盐能改善猪闭胸模型所致的心肌缺血再灌注损伤，对心肌微血管再通有明显的促进作用，与氧化应激降低和细胞凋亡有关。

2）促进内皮细胞释放一氧化氮（nitric oxide，NO）改善大鼠微循环灌注：MLB 通过促进内皮细胞释放 NO 改善大鼠微循环灌注。内皮细胞中，L- 精氨酸在内皮型一氧化氮合酶（endothelial nitric oxide synthase， eNOS）和辅助因子［如四氢生物蝶呤（BH$_4$）］的作用下生成 L-瓜氨酸和 NO，后者扩散到内皮下层的平滑肌细胞表面，与可溶性鸟苷酸环化酶（soluble guanylate cyclase，sGC）上还原型的亚铁离子（Fe^{2+}）结合，激活 sGC-cGMP 通路，引起血管舒张。多种心血管疾病都会影响内皮 NO 的合成，最常见的机制包括 eNOS 表达与活性的降低及氧化应激压力的升高。

MLB 对 eNOS 表达与活性的影响：临床前研究显示，MLB 能够抑制糖尿病大鼠内皮依赖性舒张的减弱，作用机制是 MLB 通过 PI3K-Akt 通路促进 eNOS 磷酸化，增加 NO 合成，同时激活 Nrf2-ARE 通路刺激血红素加氧酶（heme oxygenase，HO）-1 的表达，最终达到降低氧化压力、减少晚期糖基化终末产物（advanced glycation end product，AGE）形成并改善内皮依赖性血管舒张的效果。另两项双侧蛛网膜下出血模型的研究显示，MLB 在体内可以通过上调 eNOS 的表达促进 NO 的生成，该作用可被 eNOS 特异性抑制剂亚硝基左旋精氨酸甲酯（nitrosol-l-arginine methyl ester，L-NAME）阻断。

MLB 通过激活 eNOS 改善微循环功能障碍：通过测定右旋糖酐诱导的微循环功能障碍的大鼠后肢血流灌注和麻醉大鼠肠系膜血流，证明 MLB 可在体内恢复受损大鼠后肢血流并促进肠系膜微灌流，显著增加血管组织（肠系膜、主动脉和心脏）和人微血管内皮细胞中总亚硝酸盐和 NO 含量。此外，发现 MLB 通过激活 PI3K-Akt 通路，增加血管组织和人微管内皮细胞中 eNOS 的磷酸化，促进 NO 生成，改善大鼠微循环灌注。

（2）通过对离子通道的调节控制血管张力：离子通道对血管张力调节起着重要作用。MLB 可直接作用于平滑肌细胞钾离子（K$^+$）通道，通过对大电导钙离子激活钾通道（big conductance Ca^{2+}sensitive K$^+$ channels，BK$_{Ca}$）和电压依赖性钾通道（voltage-dependent K$^+$ channels，K$_V$）的调节进而舒缩血管，调节局部血流，改善供血。MLB 也可抑制内皮细胞的钾通道，并且抑制内皮细胞的钙离子浓度（$[Ca^{2+}]i$）增加，起到舒张血管的作用。

1）MLB 对内皮细胞 $[Ca^{2+}]i$ 的影响：细胞内钙离子（Ca^{2+}）水平对内皮细胞的活性与功能有重要影响，细胞钙水平的升高可以引起内皮炎症和内皮通透性的升高。内皮细胞中 Ca^{2+} 一般通过非选择性的阳离子通道进入细胞，该过程受内皮细胞的膜电位调控。有研究认为内皮诱导平滑肌舒张除了释放舒张因子外，还可以通过细胞间连接直接诱导平滑肌产生内皮依赖性超极化（endothelium-dependent hyperpolarization，EDH）：首先，内皮细胞在血流剪切力或其他刺激作用下 $[Ca^{2+}]i$ 升高，内皮细胞发生超极化，随后经肌内皮连接（myoendothelial junction）和（或）细胞间 K^+ 的累积诱发平滑肌超极化，引起平滑肌舒张。因此，降低内皮细胞 $[Ca^{2+}]i$ 也可能是诱导血管舒张的途径之一。

研究显示，MLB 能够影响内皮细胞内钙离子水平，对其作用机制研究发现，在人微血管内皮细胞（human microvascular endothelial cell, HMEC-1）中 MLB 通过抑制 K^+ 电流诱导内皮细胞膜除极，剂量依赖性降低内皮细胞的 $[Ca^{2+}]i$。

2）MLB 对平滑肌细胞 $[Ca^{2+}]i$ 的影响：钙稳态在血管平滑肌功能的调节方面起着关键作用。血管收缩剂、细胞膜除极或机械应力刺激都可以诱发平滑肌细胞收缩，而 $[Ca^{2+}]i$ 升高是这一过程的起始步骤，平滑肌细胞中的 $[Ca^{2+}]i$ 升高通常是细胞外钙离子内流和细胞内钙离子释放共同作用的结果。

在原代大鼠胸主动脉平滑肌细胞中进行的实验发现，MLB 能够同时抑制内钙释放和氯化钾（KCl）诱导的外钙内流，从而抑制 $[Ca^{2+}]i$ 升高。研究发现，MLB 可以舒张离体的大鼠肠系膜上动脉血管环，该作用在剥除内皮后有一定程度减弱但并未消失，提示 MLB 在影响内皮以外，也可以直接诱导平滑肌的舒张。后续研究显示，MLB 不能直接抑制肠系膜上动脉平滑肌细胞的 L 型钙离子（L–Ca^{2+}）通道，而是主要通过激活 BK$_{ca}$ 通道影响平滑肌内钙水平诱导平滑肌舒张。此外，在单个肠系膜动脉平滑肌细胞上，MLB 还可以通过抑制 K$_v$ 电流诱导平滑肌舒张。在大鼠胸主动脉平滑肌细胞中，MLB 具有细胞内钙稳态调节作用，在细胞外钙缺乏的情况下，MLB 能抑制三磷酸腺苷（adenosine triphosphate，ATP）、毒胡萝卜素引起的细胞内钙水平急速上升。同时，迷迭香酸钠（sodium rosmarinate，SR）、紫草酸镁（magnesium lithospermate，ML）能剂量依赖地降低 ATP 诱导的细胞内钙离子浓度的升高，SR 抑制 KCl 诱导的细胞内钙离子升高。

3）MLB 阻断心肌细胞钙离子通道减轻缺血心肌损伤：早期研究发现，在缺血 – 再灌注兔模型中，MLB 可减少心肌梗死面积，这与其在冠心病治疗中的有效作用直接相关。MLB 的心脏保护作用也在体外模型中得到证实。钙离子拮抗剂能有效保护心肌免受缺血性损伤，MLB 选择性抑制电压依赖的豚鼠心室细胞 L–Ca^{2+} 电流，是心肌细胞钙离子通道的拮抗剂。MLB 阻断心肌细胞上的钙离子通道，抑制细胞外钙离子内流，降低细胞内钙，减弱心肌收缩力，降低心肌耗氧量，与其抗氧化作用协同，保护心肌免受缺血性损伤。

（3）通过抑制细胞凋亡保护缺血性心肌损伤：缺血性心脏病的特点是心肌供血不足，导致葡萄糖和氧气供应受限，代谢废物清除延迟，最终导致心肌细胞大量死亡。早期的研究表明，心肌缺血性损伤是由细胞坏死引起的。近年来发现，细胞凋亡在缺血引起的心肌细胞死亡中起重要作用。

研究发现，MLB（1 ～ 10mg/kg）能够缓解大鼠心脏的缺血损伤，降低缺血后大鼠血清中的乳酸脱氢酶（lactate dehydrogenase，LDH）水平。MLB（10mg/kg）在缺血 H9c2 细胞模型（3 ～ 30μm）大鼠心脏组织中抑制缺血损伤导致的细胞凋亡。

机制研究发现，MLB 是通过减少心肌缺血诱导的细胞凋亡来起到保护心肌细胞的作用。而这一抗凋亡作用的取得又是通过抑制 p38 的磷酸化和激活而起作用，更上游的信号研究表明，在心肌缺血过程中，TGF-β 活化激酶 1（TAB1）与 p38 结合从而导致后者的磷酸化及激活，进而促进了心肌细胞的凋亡而造成心脏损伤，而 MLB 通过抑制 TAB1 与 p38 的相互作用降低 p38 的磷酸化和激活，从而抑制下游造成心肌细胞损伤的一系列信号转导，缓解细胞凋亡，最终实现保护心肌细胞的作用。

（4）MLB 抑制平滑肌细胞增殖与迁移：血管损伤后平滑肌细胞在多重刺激下会发生异常增殖与迁移，从而导致内膜异常增生，这一过程在动脉粥样硬化发展和血管再狭窄中起着重要作用。

体外研究显示，MLB 能够通过降低活性氧（reactive oxygen species，ROS）产生抑制细胞外调节蛋白激酶（extracellular regulated protein kinase，ERK1/2）磷酸化，从而抑制细胞周期蛋白 D1（Cyclin D1）表达和基质金属蛋白酶（matrix metalloproteinase，MMP）-9 的表达与活性。Cyclin D1 表达降低可以抑制细胞从 G_1 期进入 S 期，从而影响细胞的增殖。MMP-9 是一种降解细胞外基质蛋白的酶，其表达与活性的降低不利于细胞外基质的破坏，从而抑制平滑肌的迁移。

体内研究显示，MLB 可以预防大鼠颈动脉球囊损伤造成的内膜增生，主要机制在于通过清除氧化自由基抑制平滑肌细胞的增殖与迁移。糖尿病大鼠的颈动脉球囊损伤模型研究也得出相似的结论，MLB 可以通过 Nrf2-ARE-NAD（P）H 通路抑制高糖诱导的 ROS 生成，从而抑制高糖导致的平滑肌细胞增殖与迁移。

2. 抗炎作用

（1）抗炎作用及调节 MMP 的表达和激活：炎症反应参与动脉粥样硬化的发病机制，细胞外基质（ECM）的初始降解是血管细胞肥大、增殖和迁移的必经之路，而细胞外基质的初始降解又在血管重构中发挥重要作用，使动脉粥样硬化斑块易于破裂。包括微血管细胞在内的血管细胞可以分泌基质金属蛋白酶，这种酶可以选择性地消化细胞外基质的各个成分。

丹酚酸 B 抑制 ApoE$^{-/-}$ 小鼠中 MMP-2、MMP-9 和环氧合酶（COX）-2 蛋白的表达，进而降低内膜厚度和减轻小鼠动脉粥样硬化。在人主动脉平滑肌细胞（human aortic smooth muscle cells，HASMCs）中，丹酚酸 B 通过下调 JNK 和 ERK 信号通路来降低脂多糖（lipopolysaccharide，LPS）诱导的 MMP-2 和 MMP-9 的表达，并通过降低前列腺素 E$_2$（prostaglandin E$_2$，PGE$_2$）、细胞间黏附分子-1（intercellular adhesion molecules-1，ICAM-1）的表达和还原型烟酰胺腺嘌呤二核苷酸磷酸（nicotinamide adenine dinucleotide phosphate，NADPH）氧化酶活性来抑制脂多糖诱导的 COX-2 的表达，进而减少 NADPH 氧化酶依赖性 ROS 的产生，抑制肿瘤坏死因子（tumor necrosis factor，TNF）-α、血管紧张素 Ⅱ（angiotensin Ⅱ，Ang Ⅱ）和过氧化氢（H$_2$O$_2$）在 HASMCs 中的表达和活性。此外，丹酚酸 B 还下调了小鼠基质细胞衍生因子-1α（stromal cell derived factor-1 alpha，SDF-1α）刺激的 C-X-C 基序趋化因子受体 4（C-X-C motif chemokine receptor 4，CXCR4）、Raf-1、局部黏着斑激酶（focal adhesion kinase，FAK）和磷酸化黏着斑激酶（phospho-FAK）的上调，以及核因子κB（nuclear factor-kappa B，NF-κB）的启动子活性，缓解炎症对血管平滑肌细胞的损伤。这些研究表明，丹酚酸 B 可以稳定动脉粥样硬化斑块，降低冠心病的风险。

（2）MLB 对炎症诱导内皮细胞损伤的影响：急性炎症造成的血管损伤是后续器官损伤的关键步骤，而血管内皮是血管的第一道防线，在血管稳态中起着重要作用。内皮细胞损伤导致的内皮功能失调参与了动脉粥样硬化、高血压及糖尿病心血管并发症等多种疾病的发生发展过程，日渐成为心血管疾病预防和治疗的重要靶点。

1）MLB 对炎症诱导的内皮功能失调的保护作用：体外模型的结果显示，LPS 刺激后 HMEC-1 细胞中黏附分子和炎症因子的表达水平大幅度升高，对 THP-1 细胞的黏附能力增强，单层 HMEC-1 细胞的通透性升高，这些作用均可被 MLB 预孵育阻断。体内研究结果表明，MLB 能够显著减少 LPS 刺激后肠系膜静脉中单位时间内黏附的白细胞数量，减少肺部组织伊文蓝染料渗漏的量，并抑制 LPS 对肠系膜上动脉内皮依赖性舒张的损伤。组织总 NO 含量检测发现 MLB 还可以上调主动脉和肠系膜上动脉中的总 NO 含量。研究证实，MLB 在体内和体外都能够保护血管内皮免受急性炎症诱导的损伤，为 MLB 用于血管保护和抗炎治疗的可能性提供了一定的理论基础。

2）MLB 抑制 LPS 诱导内皮细胞损伤的机制研究：为阐明 MLB 抑制急性炎症激活内皮细胞的具体机制，利用 LPS 刺激 HMEC-1 细胞作为研究模型。研究结果显示，MLB 可以通过 PKC-PI3K/Akt 通路激活 Nrf2，从而稳定 IκBα 蛋白，抑制 p65 蛋白磷酸化和入核，从而抑制 NF-κB 通路及其下游炎症因子和黏附分子的转录表达，减轻炎症诱导的内皮细胞损伤。

另外，针对丹参多酚酸盐的临床研究数据显示，丹参多酚酸盐可有效降低急性冠脉综合征（acute coronary syndrome，ACS）患者血清高敏 C 反应蛋白（high sensitivity c-reactive protein，hs-CRP）及 TNF-α 水平，减轻炎症反应，抑制动脉粥样硬化进展。此外，降低 ACS 患者的抵抗素水平、抑制 C 反应蛋白（CRP）的产生，同时升高脂联素的水平，是丹参多酚酸盐抗炎、抗动脉粥样硬化（atherosclerosis，AS）的重要作用机制之一。脂联素和抵抗素是目前新发现的炎症细胞因子：抵抗素能够调节内皮功能，诱导内皮激活，促进内皮细胞内皮素的表达，有致 AS 作用；脂联素可以抑制 TNF-α 介导的单核细胞的聚集及内皮细胞、白细胞黏附因子及血管细胞黏附因子、细胞间黏附因子的表达，从而发挥其抗炎作用。

白介素（interleukin，IL）-6 为细胞炎症因子的一种，被认为是 ACS 患者危险分层及预后的相关指标。临床研究证实，丹参多酚酸盐可使患者血清 IL-6 水平显著降低。研究表明，丹参多酚酸盐可以有效降低慢性阻塞性肺疾病（chronic obstructive pulmonary disease，COPD）急性加重期患者血清细胞因子（血清 IL-1β、IL-18）水平。慢性气道炎症是慢性阻塞性肺疾病的发病机制之一，细胞因子在介导气道炎症过程中发挥重要作用。丹参多酚酸盐通过抑制 IL-1β 等细胞因子水平，从而抑制炎症的级联反应，减轻气道炎症反应，可能成为治疗 COPD 急性加重期的重要手段。

3. 自由基清除和抗氧化作用

（1）对脂质过氧化的抑制作用：低密度脂蛋白（low density lipoprotein，LDL）发生氧化生成的氧化低密度脂蛋白（ox-LDL）是导致 AS 的主要危险因素。研究发现，以 LDL 氧化修饰为模型和以硫代巴比妥酸反应物（thiobarbituric acid reactants，TBARs）生成量及 LDL 氧化的相对电迁移率为指标，丹参多酚酸盐能够明显抑制硫酸铜（$CuSO_4$）和内皮细胞诱导的 LDL 氧化修饰，且有明显的浓度依赖效应，提示丹参多酚酸盐抑制脂质过氧化，对 ox-LDL 介导的内皮细胞凋亡有一定的保护作用，对防治动脉粥样硬化具有潜在作用。

（2）对自由基清除作用

1）通过自由基清除作用保护缺血性心肌损伤：缺血性心肌损伤时，心肌中的自由基过氧化代谢产物的释放量增多，同时抗氧化酶的酶活力降低。NADPH 氧化酶是血管内生成 ROS 的主要酶体，是参与氧化应激的主要酶系，而丹参多酚酸盐可明显减弱吞噬细胞 NADPH 氧化酶 p22phox 活性，进一步抑制氧化应激的水平，从而发挥抗心肌缺血，保护缺血再灌注损伤的作用。

2）通过自由基清除作用介导 NO 代谢：NO 在体内极易与自由基结合而代谢，因此清除氧化自由基减缓 NO 的代谢可以升高 NO 的生物利用度。此外，清除氧化自由基还可以抑制 NO 合成反应中辅助因子 BH4 的氧化，促进 NO 合成。已有研究表明，MLB 能直接竞争性抑制黄嘌呤氧化酶，该酶介导的黄嘌呤代谢反应会产生大量的超氧阴离子自由基，口服 MLB 30mg/kg 一方面能够显著抑制小鼠体内的黄嘌呤代谢过程，减少自由基和尿酸的生成，另一方面 MLB 还可以直接清除 PMS-NADH 系统产生的超氧阴离子自由基。在内皮细胞和平滑肌细胞中，MLB 能够清除 ROS，直接抑制氧化损伤诱导的内皮细胞凋亡和平滑肌细胞增殖与迁移。动脉粥样硬化中，氧化修饰后的脂质是刺激内皮细胞损伤的主要因素，而 MLB 可以强效抑制血浆、肝、肾、心脏中的脂质氧化，间接地保护内皮细胞。另一条可能的抗氧化途径是 Nrf2-ARE-HO-1 通路，MLB 对该通路的激活作用已在 HEK293T、HUVEC、HAEC 和 B 细胞中得到充分验证。

除此之外，还有研究显示，丹参多酚酸盐可以有效改善心肌缺血再灌注损伤大鼠抗氧化酶［超氧化物歧化酶（superoxide dismutase，SOD）、过氧化氢酶（catalase，CAT）］活性并降低丙二醛含量，可以使大鼠血清中肌酸激酶同工酶、一氧化氮合酶、乳酸脱氢酶、肌钙蛋白、丙二醛水平明显降低，同时有助于提高超氧化物歧化酶及谷胱甘肽过氧化物酶水平，具有抑制离体心脏缺血再灌注后氧化应激损伤的作用。丹参多酚酸盐能减轻过氧化氢对人内皮细胞（EA.hy926 细胞）氧化应激的损伤作用，其机制可能与 NF-κB 通路的阻滞相关。

4. 抗血小板聚集及黏附抑制血栓形成

血栓形成是许多心脑血管疾病的主要发病原因，在血栓形成过程中血小板的活化发挥了重要作用。血小板聚集率升高是高凝状态下导致动脉血栓形成的重要因素。研究显示，丹参多酚酸盐对二磷酸腺苷（adenosine diphosphate，ADP）和肾上腺素（epinephrine，EP）诱导的血小板聚集和活化具有明显的抑制作用，进而产生抗血栓效应。对丹参多酚酸盐的主要成分MLB作用机制的探索发现，MLB（50～800mg/L）通过抑制凝血酶和花生四烯酸诱导的兔血小板聚集，降低凝血酶诱导血小板中5-羟色胺（5-hydroxy tryptamine，5-HT）的释放，抑制静息状态下和凝血酶刺激下血小板中$[Ca^{2+}]i$的升高，从而抑制血小板聚集。血小板膜糖蛋白GP Ⅱb/ Ⅲa是血小板膜上最丰富的受体，该受体与相应的配体结合是血小板黏附、聚集的关键环节。P选择素在与冠心病、高血压发生发展密切相关的炎症反应和血栓形成中起重要作用，可作为血小板激活特异性分子标记。通过测定血小板膜糖蛋白GP Ⅱb/ Ⅲa复合物和P选择素的表达来评估ACS中丹酚酸B对血小板的作用，结果表明丹酚酸B通过抑制磷酸二酯酶（phosphodiesterase，PDE）和拮抗P2Y12受体来抑制人血小板活化，从而发挥抗血小板聚集的作用。

5. 预防脑缺血再灌注损伤和神经变性

脑缺血再灌注损伤是缺血性脑血管疾病中神经元损伤的主要原因。在急性局灶性脑缺血再灌注大鼠中，丹酚酸B通过减少脂质过氧化物、清除自由基和改善能量代谢，对缺血缺氧引起的神经细胞损伤有明确的保护作用，保护大脑免受缺血再灌注损伤。MLB能与Na^+-K^+-ATP酶α亚单位胞外结合抑制Na^+-K^+-ATP酶活性，进而促进血液循环，对缺血性脑卒中发挥神经保护作用。丹酚酸B能够通过抗凋亡作用保护脑血管内皮损伤，发挥其在脑血管疾病治疗中的有效性。

阿尔茨海默病（Alzheimer's disease，AD）是常见的脑退行性疾病，主要病理特征之一是β淀粉样蛋白（Aβ）沉积形成的具有神经毒性的胞外老年斑。抑制Aβ聚集被认为是治疗AD的有效策略。丹酚酸B被发现能抑制 Aβ 聚集，显著降低人神经母细胞瘤 SH–SY5Y 的 Aβ 1–42 产生的细胞毒性效应。有趣的是，丹酚酸 B 具有拮抗 γ– 氨基丁酸受体 A（GABARA）的作用，可减轻胆碱能神经功能障碍或 Aβ 25–35 肽引起的记忆障碍。丹酚酸 B 也被发现通过 PI3K/Akt/Raf/MEK/ERK 途径保护大鼠脑微血管内皮细胞免受 H_2O_2 诱导的凋亡的损伤，这对 AD 的治疗非常有益。

针对丹参多酚酸盐的研究显示，大脑中动脉阻塞（middle cerebral artery occlusion，MCAO）导致的脑缺血再灌注大鼠的血脑屏障遭到破坏，丹参多酚酸盐可改善大鼠 MCAO 或大脑中动脉阻塞再灌注（middle cerebral artery occlusion/reperfusion，MCAO/R）后大鼠神经学评分，缩小脑梗死体积。丹参多酚酸盐可通过抑制自由基引起的脂质过氧化反应，保护抗氧化酶的活性介导神经保护作用。丹参多酚酸盐通过血脑屏障，作用于缺血半暗带，通过上调该区域血管内皮生长因子（vascular endothelial growth factor，VEGF）表达、血管生成素（Ang–2），从而对濒临坏死的神经细胞发挥神经保护作用。还能增加脑源性神经营养因子（brain–derived neurotrophic factor，BDNF）及胶质细胞源性神经营养因子（glial cell derive dneurotrophic factor，GDNF）表达。丹参多酚酸盐可以明显降低急性癫痫痉挛性大鼠的发作等级和发作时间，可能通过神经肽 Y（neuropeptide Y，NPY）的表达增高，同时抑制了大鼠海马 Fos 蛋白的表达发挥治疗作用。

6. 改善肾功能及预防糖尿病肾病

肾小管上皮细胞可发生上皮间质转化，在肾间质纤维化的发病过程中起着重要的作用。丹酚酸 B 不仅可以预防和逆转 HK2 细胞的上皮间质转化，而且还可以预防 $HgCl_2$ 诱导的肾纤维化中肾小管的上皮间质转化。另外，MLB 的肾保护作用可能与肾皮质微循环的改善和血管系膜细胞增殖的抑制有关。

糖尿病肾病是肾脏疾病的常见病因,是糖尿病患者发病和死亡的重要原因之一。体外研究发现,丹酚酸 B 可通过抑制细胞周期和介导 NF-κB 抑制 MMP-2 和 MMP-9 的表达和活性,从而抑制高糖诱导的肾间质细胞的增殖和细胞外基质的合成。不仅如此,MLB 还可以通过抑制葡萄糖诱导的 ROS 生成,进一步导致 PKC 的失活,以及肾间质细胞中 TGF-β1 和纤维连接蛋白的下调。体内研究发现,MLB 有效抑制糖尿病相关 TGF-β1、纤维连接蛋白和肾皮质胶原的上调,显著延缓链脲佐菌素诱导的糖尿病大鼠(STZ)肾损伤的进展。在自发性 2 型糖尿病模型 OLETF 大鼠身上也发现了类似的作用。这些研究结果表明,MLB 可能是一种具有前景的防治糖尿病肾病的药物。

针对丹参多酚酸盐对肾脏保护的研究发现,采用腺嘌呤致大鼠慢性肾衰竭(chronic renal failure, CRF)的模型,丹参多酚酸盐降低 CRF 大鼠的血清尿素氮、肌酐、血浆内皮素及肾皮质钙含量,能减少肾组织结晶沉淀物,减轻肾小管、肾小球损伤程度,延缓肾小球基底膜增厚。结果提示,丹参多酚酸盐能明显改善肾功能,其机制可能与其抑制内皮素的释放有关。临床数据显示,丹参多酚酸盐可通过提高残余肾组织的肾血流量、降低残余肾内氧耗、改善残余肾组织能量代谢以改善肾功能、延缓慢性肾脏疾病的进展。还可以改善肾功能、减轻肾纤维化程度,其机制可能与影响肾组织细胞能量代谢调节,缺氧诱导因子 -1α(hypoxia-inducing factor-1α, HIF-1α)及神经型一氧化氮合酶(neural nitricoxide synthase, NOS)信号传导通路有关。另外,丹参多酚酸盐还可通过其较强的抗脂质过氧化及清除氧自由基能力,降低氧化应激对肾小管上皮细胞膜的损害,减轻肾小管上皮细胞损伤,进而减少乙醛酸盐诱导的小鼠尿草酸钙结晶在肾小管上皮黏附,抑制肾草酸钙结晶的生成,为治疗肾结石提供了依据。丹参多酚酸盐对肾小管上皮细胞血管性血友病因子裂解酶的调节可能会影响肾脏局部循环的出血凝血状态，这可能是丹参多酚酸盐的药理机制之一。

7. 抑制肝纤维化及肝保护

在一项由 60 名患者组成的双盲试验中，发现丹酚酸 B 能有效逆转慢性乙型肝炎的肝纤维化，可以降低血清透明质酸（HA）含量、降低 4 项血清纤维化指标、降低超声显像评分，其疗效优于对照干扰素 -g（IFN-g），且无副作用及毒性。肝纤维化的特征是肝星状细胞（hepatic stellate cell，HSC）的活化。文献报道，MLB 抑制 HSC 增殖和胶原蛋白的生产，降低了细胞的转化生长因子 β1（TGF-β1）自分泌水平，改善肝细胞的氧化损伤和消除活性氧积累。在硫代乙酰胺诱导的大鼠肝纤维化中，MLB 也能显著减轻肝纤维化和肝星状细胞的活化。在肝纤维化大鼠模型中，口服 MLB 能减轻肝脏损伤，研究人员认为这和 MLB 的抗氧化作用有关。这些结果提示 MLB 可作为一种有效的抗纤维化药物用于治疗肝纤维化。另外，急性炎症是肝缺血再灌注损伤发病机制的重要组成部分。研究发现，MLB 可通过抑制 Jak2/Stat3 通路减轻肝脏缺血再灌注诱导的炎症反应，实现对肝脏缺血再灌注损伤的保护作用。

针对丹参多酚酸盐对肝脏保护的临床数据显示，丹参多酚酸盐对肝脏缺血再灌注损伤具有保护作用，其机制可能与抑制肝脏再灌注后库普弗细胞的活化有关。丹参多酚酸盐能显著抑制肝脏纤维化进展和减轻肝脏损伤，且这一作用可能与肝脏组织胞质内 NF-κB 和 IκBα 蛋白表达水平提高，以及胞核内 NF-κB 蛋白表达水平降低密切相关。丹参多酚酸盐对刀豆蛋白 A 诱导的小鼠免疫性肝损伤具有保护作用，其机制可能与减少炎症因子 IL-6、TNF-α 的释放有关。丹参多酚酸盐降低肝硬化大鼠死亡率，改善肝硬化大鼠肝组织炎症程度，抑制肝组织 TNF-α 和 IL-6 mRNA 表达。对大鼠肝纤维化门静脉高压具有一定的抑制作用，机制可能与丹参多酚酸盐能够降低氧化应激损伤有关。

8. 其他作用

丹参多酚酸盐对肺部具有保护作用，采用内毒素所致急性肺损伤 / 急性呼吸窘迫综合征（acute lung injury/acute respiratory distress syndrome，ALI/ARDS）模型，丹参多酚酸盐干预组氧分压、肺系数和肺湿 / 干比、外周血白细胞、TNF-α、IL-1 与对照组及内毒素组比较差异均有显著性。病理研究显示，丹参多酚酸盐干预组肺损伤程度减轻，提示丹参多酚酸盐对 ALI/ARDS 有防治作用。丹参多酚酸盐能够减轻小鼠肝缺血再灌注后肺损伤，其机制可能与抑制肺组织内炎症介质释放及炎症信号通路活化有关。丹参多酚酸盐还具有增强肠黏膜局部免疫功能，缓解肠道炎症，降低术后肠粘连程度，抑制皮瓣血栓形成，降低血管危象，降低肝移植术后胆道损伤等药理作用。

丹参多酚酸盐及其主要成分丹参乙酸镁，作为中国传统药物丹参水溶性成分中的主要活性物质，在临床上被广泛应用于冠心病心绞痛和心肌梗死等疾病的治疗。通过对作用机制的研究，我们发现其主要通过调节血管微循环、清除自由基及抗氧化、抗炎、调节 $[Ca^{2+}]i$、抑制血小板聚集及抑制细胞凋亡等多重作用机制，实现对心脑血管、肾脏、脑神经、肝部及肺部的保护作用。

（三）药动学

丹参多酚酸盐的药动学研究主要采用液相色谱 – 质谱联用法，先后在大鼠、比格犬、健康志愿者体内开展，对 3 个最重要的有效成分丹参乙酸镁或丹酚酸 B、迷迭香酸（lithospermic acid，LA）、紫草酸（rosmarinic acid，RA）进行监测。研究结果显示，丹参多酚酸盐的药动学均符合二室模型，且特征相似。

1. 吸收

在对健康志愿者的人体研究中，药动学参数如表 2-1 所示。静脉给药后 1 小时内可达到峰值血药浓度，且男性和女性的药动学参数无统计学差异。

表 2-1　健康志愿者给予不同剂量丹参多酚酸盐后 3 个主要成分的药动学参数
（ $\bar{x} \pm s$, *n*=12 ）

分析对象	C_{max} (ng/L)	T_{max} (h)	$t_{1/2}$ (h)	MRT (h)	AUClast [ng/ (ml · h)]
100mg					
LSB	4925 ± 1861	0.64 ± 0.31	2.33 ± 0.92	1.16 ± 0.62	4537 ± 1265
RA	174 ± 61	0.47 ± 0.21	0.23 ± 0.11	0.54 ± 0.07	129 ± 28
LA	361 ± 101	1.01 ± 0.20	3.74 ± 0.54	4.24 ± 1.59	1229 ± 330
200mg					
LSB	10 285 ± 2259	0.69 ± 0.33	2.87 ± 0.93	1.26 ± 0.59	10 426 ± 2589
RA	308 ± 77	0.54 ± 0.29	0.58 ± 0.58	0.66 ± 0.13	260 ± 53
LA	674 ± 85	0.92 ± 0.25	5.48 ± 2.99	5.24 ± 1.13	2792 ± 729

2. 分布

丹参多酚酸盐的表观分布容积（Vd）大，静脉给药后迅速分布至全身。连续给药后，清除率明显增大，曲线下面积显著减小，药物在体内没有蓄积。在对 SD 大鼠研究中，发现 3 个主要成分在心、肝、脾、肺、肾、脑组织中广泛分布。

3. 消除

丹酚酸 B 经由肝脏的儿茶酚 –*O*– 甲基转移酶（catechol–*O*–methyltransferase，COMT）和酯酶代谢。而其主要以胆汁排泄方式从体内消除。

当对健康志愿者给予不同剂量的丹参多酚酸盐，其代谢物 M1、M2、

M3 参数如表 2-2 所示，和表 2-1 相比，两组代谢物的 C_{max}、AUC_{last} 值均明显低于原药丹酚酸 B。

表 2-2　健康志愿者给予不同剂量丹参多酚酸盐后代谢产物的药动学参数
（$\bar{x} \pm s$，n=12）

分析物	C_{max}（ng/L）	T_{max}（h）	$t_{1/2}$（h）	MRT（h）	AUC_{last}[ng/（ml·h）]
100mg					
M1	49 ± 33	0.70 ± 0.27	0.49 ± 0.11	1.06 ± 0.15	56 ± 38
M2	66 ± 34	0.70 ± 0.27	0.61 ± 0.45	1.04 ± 0.08	77 ± 45
M3	74 ± 39	0.93 ± 0.25	0.63 ± 0.19	1.13 ± 0.14	93 ± 53
200mg					
M1	173 ± 51	0.63 ± 0.25	0.52 ± 0.21	0.98 ± 0.12	162 ± 59
M2	168 ± 62	0.75 ± 0.29	0.52 ± 0.19	1.01 ± 0.08	187 ± 79
M3	106 ± 52	1.04 ± 0.08	0.60 ± 0.14	1.17 ± 0.05	159 ± 90

　　丹参多酚酸盐在体内主要经胆汁排泄，不同给药剂量其尿排泄量如表 2-3 所示，其主要成分丹酚酸 B 的低尿排泄量也提示肾脏分泌不是主要的排泄途径。

表 2-3　健康志愿者给予不同剂量丹参多酚酸盐后 24 小时内主要成分的尿排泄量
（$\bar{x} \pm s$，n=12，mg）

成　分	100mg	200mg
LSB	0.51 ± 0.37	0.67 ± 0.31
RA	1.13 ± 0.93	1.81 ± 0.95
LA	0.09 ± 0.07	0.11 ± 0.06

（四）药动学 – 药效学（PK-PD）

当健康志愿者静脉给药剂量从 100mg 增加到 200mg 时，MLB、RA 和 LA 的平均 C_{max} 和 AUC_{last} 值高出 1.77 ～ 2.3 倍，而 T_{max}、$t_{1/2}$ 和 MRT 值则无明显增加。3 个主要成分的整体血浆浓度 – 时间分布在 2 个剂量组的所有个体之间无统计学差异。

在健康志愿者研究中分别静脉滴注丹参多酚酸盐 200mg、300mg、400mg，用药后不同时间进行血药浓度分析发现：每天 1 次静脉滴注 24 小时中大部分时间维持在很低的药物浓度，用药 7 小时以后，体内药物存留不到 1%。从药动学参数来看丹参多酚酸盐在健康人体分布广，消除快，对血小板聚集率和黏附率均有降低作用，前者达峰时间在滴注给药末，后者在停滴后 3 小时，均呈现滞后效应，而对血小板聚集率较黏附率达峰快。

（五）药物相互作用

丹参多酚酸盐在临床上与很多药物联用均可发挥协同作用，提高疗效。而与其他一些药物联用，则存在配伍禁忌。

现有文献中，在临床上与丹参及其复方制剂联合使用存在配伍禁忌的药物如表 2-4 所示。

表 2-4　临床上与丹参联合使用存在配伍禁忌的药物

类　别	配伍禁忌药物
溶媒	极化液、20% 甘露醇注射液、复方氯化钠注射液、木糖醇注射液、右旋糖酐 40 葡萄糖注射液、5% 葡萄糖氯化钠注射液、乳酸钠林格注射液、低分子右旋糖酐
抗菌药物	盐酸莫西沙星氯化钠、乳酸环丙沙星、注射用阿莫西林钠、氟氯西林钠、环丙沙星、洛美沙星、氧氟沙星、左氧氟沙星、磷霉素、培氟沙星、阿奇霉素、氟罗沙星、丁胺卡那霉素、奈替米星、依替米星、妥布霉素、甲磺酸培氟沙星（甲氟哌酸）、注射用头孢美唑钠

续　表

类　别	配伍药物
维生素类药物	维生素 C 注射液、门冬氨酸钾镁注射液、维生素 B_6、氯化钾、维生素 B_1
心脑血管药物	单硝酸异山梨酯注射液、利血平、肌苷、马来酸桂哌齐特、盐酸法舒地尔注射液、长春西汀注射液
中药注射剂	盐酸川芎嗪注射液、川芎嗪
消化系统药物	注射用奥美拉唑、注射用兰索拉唑、注射用泮托拉唑钠、盐酸昂丹司琼
麻醉镇痛药	盐酸罂粟碱注射液、盐酸利多卡因注射液
精神类药物	异丙嗪注射液
其他	地塞米松磷酸钠注射液、碳酸氢钠注射液

丹参及其复方制剂与上述药物配伍或联用时，易引发不良反应，在临床使用中需引起注意。

（六）剂型特征及临床意义

我国目前生产的丹参及其复方制剂品种很多，尤其是丹参注射液和复方丹参注射液，每年的临床使用量巨大。但这些产品普遍存在有效成分不明确，质量难以控制的问题，导致临床疗效不稳定，不能适应中药现代化和国际化的要求。中国科学院上海药物研究所系统地研究了丹参的水溶性活性成分，发现丹参乙酸镁为主要成分的多酚酸盐是丹参中最重要的有效活性成分，并创新性地提出以丹参乙酸镁作为丹参多酚酸盐及注射用丹参多酚酸盐的质量控制标准。新的质量标准能更好地反映该药的临床疗效，也为丹参制剂的研究开发找到了新的途径。丹参多酚酸盐及注射用丹参多酚酸盐克服了现有丹参注射液的缺点，在实际应用上具有重大的意义和价值。

此外，丹参多酚酸盐粉针剂充分发掘了中药丹参的药用价值，在一定意义上讲是丹参制剂研究迈向现代化的里程碑。

二、注射用丹参多酚酸盐的质量评价

药品质量评价的主要文献来源为企业提供的质检报告、内控质量标准等文件资料。评价内容包括药品质量控制体系评价和药品质量结果指标评价，具体包括药品的质量标准、药品检验机构的质量抽检信息、上市后的质量评价文献、原辅料与工艺、认证与研究报告、与质量相关的风险管理情况及药物警戒情况、特定药物分类或剂型等需重点考虑的项目等内容（图2-5）。

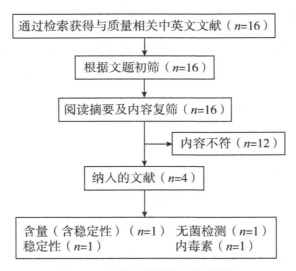

图2-5 质量文献筛选分类流程图

（一）药品的质量控制

1.质量标准

注射用丹参多酚酸盐以丹参乙酸镁作为质量控制标准；利用现代中药提取精制工艺，充分富集有效成分，成功研制出丹参多酚酸盐及注射用丹参多酚酸盐，新的质量标准能充分反映该药的临床疗效，并与原有的丹参制剂（以丹参素或原儿茶醛为指标成分，以药材用量控制质量）存在本质上的不同。以指纹图谱技术全面控制药材、原料及制剂的质量；以冻干粉针技术确保产品有效成分的稳定性。

注射用丹参多酚酸盐现行标准为《国家食品药品监督管理总局国家药品标准》，标准号：YBZ07562005-2010Z-2013，于2014年6月25日开始实施。该标准分别从性状、鉴别、检查方面进行规定，主要包括可见异物、不溶性微粒、pH（4.0～6.0）、水分（≤5.0%）、炽灼残渣（4.0%～7.0%）、重金属及有害元素、热原、溶血与凝聚、异常毒性、降压物质、过敏反应物质、无菌、含量测定、镁离子含量（＞2.5%）等。

在安全性控制方面，对热原、溶血与凝聚、异常毒性、降压物质、过敏反应物、重金属及有害物质等进行检查，与法定标准一致，保证产品的安全性。

在质控成分丹参乙酸镁的质量控制方面，通过高效色谱法进行含量测定，每瓶含丹参乙酸镁量应为标示量的90%～110%。

在微量成分的质量控制方面，通过指纹图谱进行控制，以丹酚酸B为S峰，供试品指纹图谱（扣除S峰）与对照指纹图谱（扣除S峰）比较，相似度不得低于0.90。

在对产品中的镁盐特征的质量控制方面，通过离子色谱法对镁离子的含量进行测定，镁离子含量＞2.5%。

通过该标准，既保证了丹参多酚酸盐的安全性，又对有效成分和微量成分进行控制，镁盐的特征也得到了确认，从而使产品质量可控。

2. 生产厂家的实施情况

注射用丹参多酚酸盐的厂家（上海绿谷制药有限公司）质量标准在水分（≤5.0%）、不溶性微粒（含10μm以上微粒≤6000粒/瓶，含25μm以上微粒≤600粒/瓶）、装量差异方面要求稍高于国家标准，其他方面均与法定标准相同。

（二）上市药品的质量再评价

药品检验机构在 2017—2019 年对注射用丹参多酚酸盐产品进行多次飞行抽检，根据厂家提供的 2017—2019 年注射用丹参多酚酸盐成品的质量分析报告，检验结果显示产品质量符合各项标准规定，质量均一。其中，有效成分丹参乙酸镁的含量符合标准（标示量的 90.0% ～ 110.0%）；相关的上市后质量评价文献较少，且大多以建立新的质量检测方法为主，从中提取相关的数据进行质量评价。质量再评价分别从产品的均一性和稳定性两方面进行评价。

1. 均一性

2017—2019 年不同批次的注射用多酚酸盐的各项检查项目均符合质量标准，无异常。以下为主要成分丹参乙酸镁的含量趋势分析。

2017 年注射用丹参多酚酸盐产品，共 624 批。丹参乙酸镁含量全年标示量最高值为 102.62%，最低值为 99.60%，平均值为 102.57%，均在合格范围（107% ≥成品标示量内控≥ 93%），全年数据整体良好，趋势波动正常。

2018 年全年注射用丹参多酚酸盐成品共 428 个批次均在合格范围内，其中丹参乙酸镁含量标示量的最高值为 106.9%，最低值为 99.0%，平均值为 103.25%，±3σ 值分别为 106.87% 和 99.63%，全年数据整体良好，趋势波动正常。

2019 年全年注射用丹参多酚酸盐成品共 388 个批次均在合格范围内，其中丹参乙酸镁含量标示量的最高值为 106.6%，最低值为 100.0%，平均值为 103.24%，±3σ 值分别为 106.78% 和 99.69%，全年数据整体良好，趋势波动正常。

2. 稳定性

文献中注射用丹参多酚酸盐的短期稳定性评价，多以其不同溶媒和（或）不同温度下，注射液的含量、外观、pH 及不溶性微粒的数量的变化进行评价。研究数据表明，在室温下，注射用丹参多酚酸盐与 0.9% 氯化钠溶液和 5% 葡萄糖溶液配伍后 6 小时内含量、pH 稳定，测得微粒均符合药典规定，可安全使用。

（三）质量指标统计分析结果

根据厂家提供的 2017—2019 年注射用丹参多酚酸盐质量指标统计分析，2017—2019 年不同规格、不同批次成品的性状、鉴别、可见异物、不溶性微粒、重金属及有害元素、无菌、热原、溶血与凝聚、异常毒性、降压物质、过敏反应物质、指纹图谱、鞣质、蛋白质、树脂、钾离子、草酸盐、微生物限度、丹参乙酸镁含量等检测项目均符合质量标准。对 2017—2019 年全年成品的 pH、水分、炽灼残渣、丹参乙酸镁含量（标示量）进行绘图分析，全年成品（50 毫克 / 瓶、100 毫克 / 瓶、200 毫克 / 瓶）质量稳定，所有数据均在合格范围内，且无不良趋势。

三、注射用丹参多酚酸盐的药学综合评价结果与建议

（一）药学特性研究较为丰富完善，探索范围广

丹参多酚酸盐的药学特性研究文献量很大，经质量评价及筛选后依然有 235 篇质量合格的研究纳入评价。该药物在有效成分、作用机制、药理效应、药动学、药效学、相互作用及剂型特征等各个方面的研究证据能够形成较为完整的链条，没有明显的基础研究证据缺失。

在有效成分物质基础方面，丹参多酚酸盐的有效成分已经有了明确界定，活性成分清晰。

在作用机制与药理效应方面，丹参多酚酸盐的研究探索面非常广，包括了抗血栓、抗氧化、抑制心肌细胞凋亡、改善血流动力学、调节脂质代谢、促进血管生成、保护细胞内皮功能、抗炎作用等诸多方面。广泛的机制与药理研究与该药在临床上的广泛应用密切相关，药物的超说明书用法都有相应机制路径与药理学研究基础。

从药动学参数来看，丹参多酚酸盐在健康人体分布广，消除快，静脉给药后迅速分布至全身。连续给药后，药物在体内没有蓄积。这些特征可以在一定程度上解释其较好的安全性表现。

（二）质量检验结果良好，均一性、稳定性有证据

注射用丹参多酚酸盐以丹参乙酸镁为质量标准，质量稳定、含量均一。

注射用丹参多酚酸盐进行了含量、无菌、稳定性、内毒素等方面的质量再评价，并有相对优质的文献发表。

较好的质量控制和质量研究可能与该药较好的安全性表现相关。

第三节　注射用丹参多酚酸盐的临床应用综合评价

药品临床综合评价是促进药品回归临床价值的基础性工作，新一轮党和国家机构改革将开展药品临床综合评价确定为卫生健康部门的法定职责，《"健康中国 2030"规划纲要》《"十三五"卫生与健康规划》等文件也对药物临床综合评价提出了明确要求。

药品临床综合评价的开展，"充分运用到卫生技术评估方法及药品常规监测工具，同时融合循证医学、流行病学、临床医学、临床药学、循证药学、药物经济学、卫生技术评估等知识体系，综合利用药品上市准入、大规模多中心临床试验结果、不良反应监测、医疗卫生机构药品使用监测、药品临床实践'真实世界'数据以及国内外文献等资料，围绕药品的安全性、有效性、经济性、创新性、适宜性、可及性等进行定性、定量数据整合分析。"

注射用丹参多酚酸盐的临床应用综合评价内容主要包括：药品安全性评价、药品有效性评价、药品经济性评价、药品顺应性评价、药品标签信息评价，通过分部评价得到综合结果与建议。

药品安全性评价包括药品不良反应的种类、发生率、严重程度、应对措施等。从资料来源上区分，可以分为说明书不良反应信息、上市前安全性研究信息及上市后不良反应信息。根据不同的研究类型，采用不同的评价工具/标准对安全性相关文献进行文献质量评价：RCT研究采用Cochrane推荐的"偏倚风险评估"工具。从随机序列的生成、分配方案隐藏、盲法、随访完整性、选择性报告结局、基线可比性和试验提前终止7个维度进行评价；真实世界研究采用Newcastle–Ottawa Scale（NOS）文献质量评价量表（中文版）进行评价；病例系列研究参考英国国立临床优化研究所（National Institute for Clinical Excellence，NICE）对病例系列质量评价的相关推荐进行评价；系统综述采用AMSTAR–2评价系统进行评价。文献筛选、数据提取及质量评价由两组研究人员背靠背完成，若两组结果不一致，与第三人进行协商后做最终决定。

药品有效性评价首先针对的是说明书适应证。中药注射剂因其适应证广泛，除说明书外还有很多其他临床应用，因此分说明书适应证和超说明书适应证两部分总结药物的临床证据，进行分类评价。

药品经济性评价采用系统评价方法，以现有发表的高质量药物经济学评价文献为素材，采用药物经济学研究质量评价工具评价筛选证据，作出综合评价。

药品顺应性评价依据评价角度分为两部分，患者的顺应性或称为依从性，以及医务人员的顺应性。

药品标签信息评价包括两部分，其中最核心的部分是说明书信息评价。标签信息评价主要评价标签的合规性，评价依据包括药品监管部门的法规和评价指南。具体参照《药品说明书和标签管理规定》和《中药、天然药物处方药说明书撰写指导原则》进行比较，并给出评价结论。

本章文献筛选、数据提取及质量评价由两组研究人员背靠背完成，若两组结果不一致，与第三人进行协商后做最终决定。文献筛选流程如图2-1所示。最终纳入安全性评价的文献共42篇：RCT研究28篇、真实世界研究1篇、病例系列研究2篇、不良反应个案报道10篇、系统综述1篇，详见图2-6。

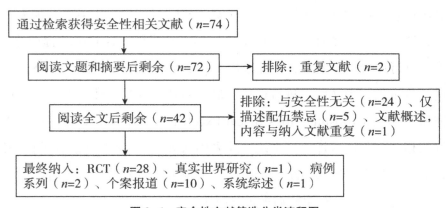

图2-6 安全性文献筛选分类流程图

一、注射用丹参多酚酸盐的安全性评价

（一）安全性文献质量评价

1. 纳入研究文献基本特征

纳入RCT研究的文献基本特征见附录2，纳入的真实世界研究的不良反

应 / 事件发生情况信息、病例系列的不良反应 / 事件发生情况信息及不良反应 / 事件个案报道情况信息分别见附录 3、附录 4、附录 5。

2. 文献质量评价

根据不同的研究类型，需要采用不同的评价工具 / 标准来进行文献质量评价。

RCT：采用 Cochrane 推荐的"偏倚风险评估"工具，对 RCT 研究的文献质量进行评价。从随机序列的生成、分配方案隐藏、盲法、随访完整性、选择性报告结局、基线可比性和试验提前终止 7 个维度进行评价。根据方法学质量评价要求，将纳入的 RCT 分为"高偏倚风险""偏倚风险不确定""低偏倚风险"3 个等级。

真实世界研究：采用 Newcastle–Ottawa Scale（NOS）文献质量评价量表（中文版），对真实世界研究文献进行质量评价。

病例系列：参考英国国立临床优化研究所（National Institute for Clinical Excellence，NICE）对病例系列质量评价的相关推荐，对病例系列研究进行质量评价。

系统综述：采用 AMSTAR–2 评价系统评价文献的质量。

上述文献质量评价结果显示纳入研究的 28 篇 RCT 文献均为低偏倚风险。研究所纳入的系统综述基本达到评价标准，文献质量较高（见附录 6 至附录 10）。

（二）说明书中的不良反应

1. 少数患者发生头晕、头胀痛。

2. 偶有患者在输液中因静滴速度过快致轻度头痛。

3. 偶有血清谷丙转氨酶升高，在停药后消失。

4. 过敏反应：皮疹、瘙痒、全身皮肤潮红、呼吸困难、憋气、心悸、发绀、血压下降、过敏性休克。

5. 全身性损害：畏寒、寒战、发热、乏力、疼痛、多汗、颤抖。

6. 呼吸系统：呼吸急促。

7. 心血管系统：心悸、胸闷、心律失常、血压升高。

8. 消化系统：呕吐、恶心、腹痛、腹胀、腹泻、肝脏生化指标异常（如转氨酶升高）。

9. 神经精神系统：头晕、头痛、头胀、麻木。

10. 皮肤及其附件：风团样皮疹、斑丘疹、红斑疹。

11. 用药部位：注射部位的疼痛、麻木、静脉炎。

12. 其他：面部水肿。

（三）药品上市前安全性评价

1. 毒理学研究

（1）急性毒性研究：小鼠一次静脉注射丹参多酚酸盐，观察即刻反应并连续观察 14 天，记录各种反应情况。静脉注射给药，小鼠在给药后 1～2 天发生死亡，尸体解剖脏器未见异常。存活小鼠 2 周后解剖，肉眼检查未见明显病变。死亡率用 Bliss 法求得 LD_{50} 为 1.49g/kg，95% 可信限为 1.29～1.71g/kg。

小鼠一次腹腔注射丹参多酚酸盐，观察即刻反应并连续观察 14 天，记录各种反应情况。腹腔注射给药 30 分钟后，小鼠活动明显减少，部分呈俯卧，呼吸频率增加。大部分小鼠在给药后 24 小时内死亡。未死亡的小鼠逐渐恢复活动。尸体解剖脏器未见异常。存活小鼠 2 周后解剖，肉眼检查未见明显病变。用 Bliss 法求得 LD_{50} 为 1.90g/kg，95% 可信限为 1.68～2.14g/kg。

（2）长期毒性研究：对比格犬的长期毒性研究采用静脉注射丹参多酚

酸盐 20mg/（kg·d）、80mg/（kg·d）、320mg/（kg·d）3 个剂量组和 1 个溶剂对照组连续给药 30 天。结果显示，20mg/kg 组无不良反应；80mg/kg组给药后出现站立不稳，2 周后症状减轻、消失；320mg/kg 组出现相对较多的毒副反应，主要表现为高浓度药液引起消化道的功能紊乱，血管的内皮细胞损伤、血栓形成及造血组织变化，停药后均有所恢复。由研究结果可知，比格犬静脉注射丹参多酚酸盐 30 天，无毒剂量为 20mg/kg（约为犬最佳有效剂量的 6 倍）；安全剂量为低于 80mg/kg；中毒剂量为 320mg/kg（约为犬最佳有效剂量的 100 倍）。

对大鼠的长期毒性研究设丹参多酚酸盐 50mg/kg、200mg/kg、400mg/kg 3 个给药组和 1 个生理盐水对照组，腹腔注射连续给药 30 天，给药期丹参多酚酸盐 200mg/kg、400mg/kg 组分别有 1 只（5%）、5 只（25%）动物死亡，显示死亡率与药物剂量呈正相关。400mg/kg 组较其他组生长缓慢，给药时有收腹现象。病理学结果显示，200mg/kg 和400mg/kg 组有不同程度的病理改变，病变性质和程度与药物剂量相关，提示丹参多酚酸盐高浓度药液腹腔注射对局部组织可引起严重刺激损伤（药物性腹膜炎）。综上所述，丹参多酚酸盐腹腔注射 30 天，低于 50mg/kg为基本无毒剂量（约为大鼠最佳有效量 2 倍），200mg/kg 以上为有毒剂量。

2. 上市前临床研究的安全性评价

上市前临床研究的安全性评价研究资料由企业提供。

（1）治疗冠心病心绞痛（心血瘀阻证）Ⅱ期临床试验的安全性评价：Ⅱ期临床试验采用丹参注射液平行对照、区组随机、多中心、阳性药平行对照试验，考察该药治疗冠心病心绞痛（心血瘀阻证）的临床疗效和安全性。入组病例数共 240 例，其中 A 组［注射用丹参多酚酸盐 200mg+5% 葡萄糖注射液（GS）250ml］120 例，完成 115 例，脱落 4 例，剔除 1 例；B组［丹参注射液 10ml（15g）+5% GS 250ml］120 例，完成 114 例，脱落 6

例。治疗前两组在年龄、性别、身高、体重、民族、一般体格检查、心绞痛及中医症状记分、血液学和尿便常规检查方面具有良好可比性。

治疗后一般体格检查、尿便常规未见异常。治疗 14 天后，两组均有部分受试者出现肾功能、血常规、血液流变学、血脂异常，推测与药物无关；另外，A 组 1 例头胀痛，可能与用药有关，未经治疗，2 小时后消失。B 组 1 例出现头痛、四肢乏力，1 例出现皮疹，均可能与用药有关。

（2）治疗冠心病心绞痛（心血瘀阻证）Ⅲ期临床试验的安全性评价：Ⅲ期临床试验采用多中心、随机、阳性药对照、三组平行的试验方法，对注射用丹参多酚酸盐治疗冠心病心绞痛（心血瘀阻证）的有效性及安全性作出初步评价。A 组为注射用丹参多酚酸盐 200mg ＋ 5% GS 250ml，静脉滴注，每日 1 次；B 组为注射用丹参多酚酸盐 400mg ＋ 5% GS 500ml，静脉滴注，每日 1 次；C 组为丹参注射液 20ml ＋ 5% GS 250ml，静脉滴注，每日 1 次。

入组病例数共 480 例，其中 A 组 240 例，完成 235 例，脱落 4 例，剔除 1 例；B 组 120 例，完成 117 例，脱落 2 例，剔除 1 例；C 组 120 例，完成 113 例，脱落 5 例，剔除 2 例。治疗前各组在年龄、性别、身高、体重、民族、一般体格检查、心绞痛及中医症状记分、血液学和尿便常规检查方面具有良好可比性。

治疗后一般体格检查、尿便常规未见异常。治疗 14 天后，A 组、B 组和 C 组 3 组均有部分受试者出现血常规、肝功能、肾功能异常；12 例出现不良事件，10 例为不良反应。其中，A 组有 3 例，不良反应发生率为 1.25%；B 组有 5 例，不良反应发生率为 4.17%；C 组有 2 例，不良反应发生率为 1.67%。

（四）上市后不良反应信息

1. 文献报道的不良反应发生率信息

（1）上市后Ⅳ期临床研究的不良反应发生率评价：注射用丹参多酚酸盐上市后Ⅳ期临床试验，纳入了50个研究中心的2153例患者，纳入诊断拓展到了不同严重程度和类型的慢性稳定型心绞痛、伴有其他临床疾病及心血管并发症的慢性稳定型心绞痛、肝肾功能轻度减退的慢性稳定型心绞痛、老年慢性稳定型心绞痛。研究结果更能说明药物在真实世界的不良反应发生情况。

研究结果表明，该药在有效治疗不同严重程度的慢性稳定型心绞痛患者的同时，其不良反应发生率低（0.56%），且均为轻、中度。同时，该药能安全地应用于高龄或伴轻度肝肾功能异常患者。本研究结果提示该药总体安全性好，由于疗效确实，风险收益比好。

（2）大样本真实世界研究的不良反应发生率评价：注射用丹参多酚酸盐在完成Ⅳ期临床研究之后，为了进一步研究药品的安全性，开展了一项30 180例患者的大样本前瞻性真实世界研究。研究结果显示，注射用丹参多酚酸盐在真实世界的不良事件发生率为1.57%，不良反应发生率为0.79%，与Ⅳ期临床试验结果的发生率数量级相同，结果可以相互印证。多因素统计结果显示，男性、联合用药、长期用药、高浓度、不符合说明书的溶媒等会显著提高不良反应发生风险，是主要的相关风险因素。

2. 文献报道的不良反应类型及影响因素信息

注射用丹参多酚酸盐在临床上常用来治疗冠心病心绞痛、缺血性卒中等多种疾病而被广泛使用。通过文献研究，注射用丹参多酚酸盐导致的不良反应临床表现复杂多样，通常是轻、中度而且是暂时的症状，如头痛、头晕、红斑和皮疹等，其他可能发生的症状为疼痛、过敏性紫癜、转氨酶升高、口唇发绀、牙龈出血、高热寒战、发热、出汗、面色苍白、喉头水肿、恶心、腹胀、四肢冰冷、颤抖、打喷嚏、流泪、心悸、胸闷、呼吸急促、伴黑矇等，严重反应为过敏性休克。大多证据出自观察性研究或个案报道，推荐强度弱，证据级别极低。

一项研究显示：8008例使用注射用丹参多酚酸盐的病例中，适应证不适宜4796例（59.89%）、给药剂量不适宜56例（0.70%）、溶媒和溶媒量不适宜1433例（17.89%）、联合或交替用药1602例（20.00%）、疗程不适宜7242例（90.43%）、未冲管3332例（41.61%）。发生的21例药品不良反应（adverse drug reaction，ADR）和药品不良事件（adverse drug event，ADE）中，无适应证2例（9.52%），溶媒量不适宜4例（19.05%），未冲管18例（85.71%），滴速不适宜21例（100.00%）。

通过相关文献分析，注射用丹参多酚酸盐所致不良反应可能与丹参多酚酸盐的溶媒、使用剂量、药物之间相互作用、超适应证用药、滴速、个体之间存在差异有关。

综上所述，临床上使用该药前应详细询问患者有无同类药物过敏史、不良反应史及现有疾病史和用药情况，以便及时处理，全方位地考虑如何合理用药，拟定或调整合理的给药方案，同时为临床合理用药提供参考。用药时，特别是第一次使用时，要严密监测，在给药前15分钟密切观察和巡视，备好急救药品和设备，一旦发现不良反应，立即停药及救治，确保患者临床用药合理、安全、有效。

3. 药品监管部门和企业收集的不良反应信息

2019年2月28日，企业向上海市ADR中心报告了2014年1月1日至2018年12月31日收集的注射用丹参多酚酸盐的不良反应，情况如下。

2014年1月1日至2018年12月31日，共收集到个例不良反应6230例，其中7例来源于文献检索，另外接收不良反应监测中心反馈6223例。其中新的ADR（包括一般、严重的）377例（含文献病例3例），占总体报告的 6.05%，严重的 ADR 499 例（含文献病例 2 例），占总体报告的 8.01%。

（1）超适应证用药：6230 例病例报告经过对原患疾病以及用药原因的比对，5567 例（89.36%）符合说明书适应证使用，658 例（10.56%）超出说明书适应证使用，5 例（0.08%）情况不详。

（2）用法用量：发生不良反应的 6230 例病例中，3370 例（54.09%）符合说明书剂量使用，2601 例低于说明书剂量使用（41.75%），60 例（0.96%）超出说明书剂量使用，199 例（3.19%）情况不详。

根据所有报告的用药开始时间和结束时间进行分析，发现病例用药时长在 24 小时以内的病例占 58.75%。

（3）不良反应累及系统和器官：报告覆盖期内 ADR 病例报告 6230 例，涉及全身多个系统和器官，累计 9840 例次，按其构成比由高到低前 3 位依次为：皮肤及皮下组织类疾病（28.16%）、各类神经系统疾病（22.71%）、全身性疾病及给药部位各种反应（21.60%）。

（4）联合用药情况：严重占比随着用药联数的增长而增长，由 Fisher 确切检验可知 $P < 0.05$，用药情况各组间的严重占比差异有统计学意义，不良反应的严重程度可能与联合用药情况有关。

（5）群体不良报告事件：本报告期内，上海绿谷制药有限公司未收到有关本品的疑似群体事件报告，亦未收到药品监管部门反馈的有关本品的疑似群体事件。

本次药品定期安全性更新报告（PSUR）所观察到药物安全数据，并没有增加注射用丹参多酚酸盐的整体风险。且在报告期间，注射用丹参多酚酸盐的临床效益亦没有发生改变，因此认为注射用丹参多酚酸盐整体效益 - 风险比仍然保持良好。企业需继续执行目前的药物警戒和风险管理计划，持续密切监测注射用丹参多酚酸盐的安全性问题和评价注射用丹参多

酚酸盐的整体效益 – 风险比。已经发现的新的不良反应需继续收集相关病例，必要时开展相关研究。

（五）与同类／同适应证药物不良反应比较

无相关直接证据。

二、注射用丹参多酚酸盐的有效性评价

适应证有效性的证据评价标准采用牛津循证医学中心（Oxford Centre for Evidence–Based Medicine，OCEBM）制定的证据水平（levels of evidence）评价标准（2002 年 3 月）（附录 1），将证据水平 2b 以上作为纳入评价的质量标准。有效性文献筛选分类流程见图 2–7。

（一）说明书适应证有效性评价

注射用丹参多酚酸盐的说明书适应证包括冠心病稳定型心绞痛Ⅰ、Ⅱ级，心绞痛症状表现为轻、中度；中医辨证为心血瘀阻者，症见胸痛、胸闷、心悸。

1. 上市前临床研究

注射用丹参多酚酸盐的说明书适应证来自其规范的Ⅱ、Ⅲ期临床试验。

注射用丹参多酚酸盐Ⅱ期临床试验采用丹参注射液平行对照、区组随机、多中心、阳性药平行对照试验，研究适应证为冠心病心绞痛（心血瘀阻证），对照药为丹参注射液。研究结果发现：①注射用丹参多酚酸盐治疗心绞痛总有效率试验组为 87.83%，对照组为 68.42%，差异有高度统计学意义（$P < 0.01$）；②中医症状总有效率试验组为 83.19%，对照组为 55.00%，差异有高度统计学意义（$P < 0.01$）；③心电图总有效率试验组为 46.96%，对照组为 30.70%，差异有统计学意义（$P < 0.05$）；④疾病综合

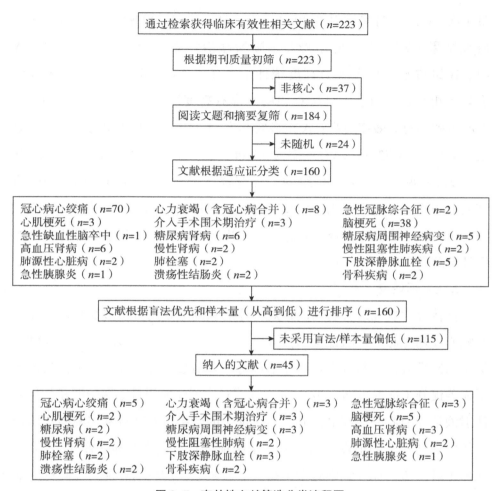

图2-7 有效性文献筛选分类流程图

疗效总有效率试验组为51.30%，对照组为25.44%，差异有高度统计学意义（$P < 0.01$）。

注射用丹参多酚酸盐Ⅲ期临床试验采用多中心、随机、阳性药对照、三组平行的试验方法，研究适应证为冠心病心绞痛（心血瘀阻证），采用3组：A组为注射用丹参多酚酸盐200mg＋5% GS 250ml，静脉滴注，每日1次；B组为注射用丹参多酚酸盐400mg＋5% GS 500ml，静脉滴注，每日 1 次；C 组为丹参注射液 20ml ＋ 5% GS 250ml，静脉滴注，每日 1 次。研究结果发现：①注射用丹参多酚酸盐治疗心绞痛总有效率更高，A 组、B 组与 C 组的差异有高度统计学意义（$P < 0.01$）。②中医症状总有效率更高，A 组、B 组与 C 组的差异有高度统计学意义（$P < 0.01$）。③心电图的总有效率更高：A 组显效率为 11.73%，总有效率为 44.44%；B 组显效率为 11.73%，总有效率为 44.44%；C 组显效率为 22.22%，总效率为 53.09%。B 组与 C 组的差异有统计学意义（$P < 0.05$）。④运动试验心电图，A 组与 C 组运动级别前后自身比较差异有高度统计学意义（$P < 0.01$）。⑤疾病综合疗效总有效率更高，A 组、B 组与 C 组的差异有统计学意义（$P < 0.05$）。

2. 上市后研究

肖普等发现在冠心病西医常规治疗的基础上联用丹参多酚酸盐治疗冠心病心绞痛（心血瘀阻证），有效性显著提高且不良反应发生率明显降低，提示西医常规治疗基础上联用注射用丹参多酚酸盐有效性和安全性都得到了显著提升（证据级别：2b）。周宝祥等对比了注射用丹参多酚酸盐与丹参注射液治疗冠心病心绞痛（心血瘀阻证）的效果，发现丹参多酚酸盐治疗心绞痛有效率、心电图总有效率、中医证候总有效率均显著高于丹参组。在两组纤维蛋白原、红细胞聚集指数、血浆黏度均较治疗前明显降低的前提下，注射用丹参多酚酸盐组较丹参组有更显著的降低，提示丹参多酚酸盐在临床疗效指标和血液流变学指标方面均有显著改善（证据级别：1b）。

丹参多酚酸盐在介入手术围术期使用也有一定的治疗效果。在最近的一项研究丹参多酚酸盐经皮冠状动脉介入治疗（percutaneous coronary intervention，PCI）术前使用效果的研究中，发现使用 200mg 丹参多酚酸盐可以显著降低术后严重心肌损伤发生率，单因素、多因素分析结果一致（证据级别：1b）。在一项丹参多酚酸盐联合曲美他嗪胶囊治疗冠心病心绞痛的疗效分析中，丹参多酚酸盐联合曲美他嗪治疗的心电图总有效率显著升高，血清 CRP、BNP 水平显著降低（证据级别：1b）。

（二）超说明书适应证有效性评价

注射用丹参多酚酸盐的超说明书适应证研究分布在心血管疾病、脑血管疾病、内分泌疾病等 9 个领域，但每个领域的研究数量有限。本部分评价按照说明书适应证上市后研究纳入评价的证据级别下限，选取证据质量级别大于 2b 的超说明书适应证进行评价。

1. 心血管疾病

（1）急性冠脉综合征：研究发现，在急性冠脉综合征常规治疗基础上联用注射用丹参多酚酸盐可显著提高治疗效果。丹参多酚酸盐辅助治疗对急性冠脉综合征患者多项功能指标均有显著改善。除丹参多酚酸盐组总有效率高于常规治疗组外，左心室收缩末期内径、左心室舒张末期内径、左心室射血分数、一氧化氮、依赖性舒张功能均高于常规治疗组，且血小板膜糖蛋白 CD62p、CD63 水平均较前明显下降（证据级别：1b）。

王莹在丹参多酚酸盐对急性心肌梗死患者疗效分析中发现，治疗后 cTnI、CK–MB、hs–CRP 均明显降低，血流动力学指标明显改善，在西医常规治疗基础上联用丹参多酚酸盐，心律失常发生率、死亡率均低于常规治疗（证据级别：1b）。李红梅在考察丹参多酚酸盐联合阿托伐他汀治疗老年急性心肌梗死的疗效中，联用组在治疗 7 天与 14 天血清 GSH–Px、SOD 水平显著升高，血清 hs–CRP、IL–6、NT–proBNP、MDA 水平显著降低，提示阿托伐他汀联用丹参多酚酸盐对氧化应激损伤及炎性因子的影响（证据级别：2a）。

CUI 等在 318 例老年患者的丹参多酚酸盐对照安慰剂治疗不稳定型心绞痛随机对照研究中发现，治疗组在 2 周心绞痛发作率、硝酸甘油使用量、心绞痛严重程度与持续时间、SAQ 评分等主要疗效指标上均有显著下降，特别是治疗后 2 周心绞痛发作严重程度与持续时间的差异呈显著性水平 $P < 0.01$（证据级别：1b）。薛丽等在 280 例丹参多酚酸盐治疗不稳定型心绞痛随机对照疗效观察中发现，在常规治疗的基础上联用注射用丹参多酚酸盐与常规治疗相比，患者心绞痛发作次数、发作持续时间及心电图显示心肌缺血情况均有明显改善，且在两组患者治疗后血清炎症因子 hs–CRP 和 TNF–α 较治疗前下降的情况下注射用丹参多酚酸盐组下降更为明显（证据级别：2b）。翟艳艳在常规治疗的基础上联用注射用丹参多酚酸盐治疗不稳定型心绞痛疗效观察中，发现对涵盖恶性心绞痛、初发劳力性心绞痛、自发性心绞痛、变异型心绞痛及并发症等多种因素引发的不稳定型心绞痛，治疗后心绞痛发作次数、发作间隔、持续时间及硝酸甘油用量与本组治疗前比较和西医常规治疗组治疗后比较均有统计学差异（证据级别：2b）。

另一项丹参多酚酸盐联合阿托伐他汀对老年急性冠脉综合征患者经皮冠状动脉介入治疗研究发现，治疗后两组患者内皮素 –1（ET–1）、一氧化氮（NO）、血管性假血友病因子（vwF）和血流依赖性舒张功能（FMD）等血管内皮功能指标较治疗前均改善，但联用组血管内皮功能指标较阿托伐他汀组改善程度更为显著。另外治疗后联用组患者肿瘤坏死因子 –α（TNF–α）、白介素 –6（IL–6）和 C 反应蛋白（CRP）等炎性因子水平较治疗前和阿托伐他汀组均降低，且联用组随访期间主要不良心脏事件发生率仅为 2.0%，显著低于阿托伐他汀组（证据级别：1b）。

（2）冠心病合并心力衰竭：注射用丹参多酚酸盐与临床上治疗心力衰竭常用药磷酸肌酸钠联用可发挥协同作用，提高治疗心力衰竭的有效率。林能波等在对 400 例冠心病心力衰竭患者的临床观察中发现，在磷酸肌酸钠基础上联用注射用丹参多酚酸盐可以显著提高治疗的有效率（证据级别：2a）。在其他联合应用的临床观察中同样表明联用效果显著好于常规西药治疗，心功能 NAYA 分级改善，左心室舒张末内径（LVEDD）指标较治疗前下降，左心室射血分数（LVEF）较治疗前提高，左心室收缩末内径（LVESD）指标下降。治疗后，在两组患者 hs-CRP、TNF-α、IL-6 水平均降低的前提下，联用丹参多酚酸盐组显著低于常规治疗组（证据级别：2a）。

2. 急性缺血性脑卒中（脑梗死）

吴胜贤在考察丹参多酚酸盐联合依达拉奉治疗急性缺血性脑卒中的临床疗效研究中发现，在用依达拉奉治疗的基础上给予丹参多酚酸盐联合治疗临床效果明显较好，NIHSS 评分和 ADL 的评分也较单独应用依达拉奉好（证据级别：1b）。提示丹参多酚酸盐在急性缺血性脑卒中的辅助治疗中与常规西药联用可以起到较好的效果。

近年来，在多个考察治疗脑梗死临床疗效的研究中，丹参多酚酸盐与包括阿司匹林、依达拉奉、丁苯酞等多种常规治疗药物联用都具有较好的辅助效果，包括神经功能缺损评分（NIHSS）、MAC 血流速度、颈内动脉颅外段（ICAex）血流速度、全血低切黏度、全血高切黏度、血浆黏度、血浆纤维蛋白原等血液流变学指标及 TC、TG、LDL-C、HDL-C 等指标均有显著性改善（证据级别：1b）。

3. 其他疾病

丹参多酚酸盐还有相当数量的研究涉及其他一些适应证，包括糖尿病、肾病、呼吸系统疾病、下肢深静脉血栓、急性胰腺炎、溃疡性结肠炎、骨科疾病等，相关证据整理如表 2-5 所示。

根据文献综述结果，丹参多酚酸盐在其他超说明书适应证中都存在具有一定质量的临床研究证据。

三、注射用丹参多酚酸盐的经济性评价

根据文献主题和关键词筛选药物经济学研究主题文献 23 篇，阅读摘要

表 2-5　丹参多酚酸盐其他超说明书适应证有效性

疾　病	干预组	对照组	主要结局指标	比较结果	证据级别
糖尿病肾病	丹参多酚酸盐联合氯沙坦钾	氯沙坦钾	肌酐、尿素氮等指标	显著优势	1b
糖尿病肾病	高通量血液透析联合丹参多酚酸盐注射液	高通量血液透析	血清 IL-6、hs-CRP 等指标	显著优势	1b
糖尿病周围神经病变	丹参多酚酸盐联合甲钴胺	甲钴胺	IGF-1、BDNF 等指标	显著优势	1b
高血压肾病	丹参多酚酸盐联合缬沙坦	缬沙坦	收缩压、舒张压、中医症状积分等指标	显著优势	1b
慢性肾病	丹参多酚酸盐、前列地尔、谷胱甘肽三联疗法	常规治疗	BUN、Cr 等指标	显著优势	1b
慢性阻塞性肺病	丹参多酚酸盐联合阿托伐他汀	常规治疗	ET-1、HIF-1α 等指标	显著优势	1b
慢性阻塞性肺疾病	丹参多酚酸盐联合百令胶囊	百令胶囊	凝血指标和生命质量评分	显著优势	2a
肺源性心脏病	丹参多酚酸盐联合米力农	米力农	$PaCO_2$、PaO_2 水平	显著优势	1b
矽肺合并肺心病急性期	丹参多酚酸盐联合米力农	米力农	$PaCO_2$、PaO_2 水平	显著优势	1b
肺栓塞	丹参多酚酸盐联合降纤酶	降纤酶	动脉血气指标、右心功能指标等	显著优势	1b
肺栓塞	低分子肝素联合华法林及丹参多酚酸盐	低分子肝素联合华法林	呼吸频率、心率、PaO_2、$PaCO_2$ 等指标	显著优势	1b
气滞血瘀型下肢深静脉血栓	丹参多酚酸盐联合低分子肝素钙	低分子肝素钙	疗效和治愈率	显著优势	1b

续　表

疾　病	干预组	对照组	主要结局指标	比较结果	证据级别
下肢骨折术后预防DVT	低分子肝素联合丹参多酚酸盐	低分子肝素	DVT 发生率	显著优势	1b
妇科术后预防DVT	丹参多酚酸盐联合低分子肝素钙	低分子肝素钙	DVT 发生率	显著优势	1b
急性胰腺炎	丹参多酚酸盐加常规治疗	常规治疗	疼痛缓解时间、住院时间等指标	显著优势	1b
溃疡性结肠炎	丹参多酚酸盐加非手术治疗	非手术治疗	临床指标、形态学指标、实验室指标	优势	1b
溃疡性结肠炎	柳氮磺吡啶加丹参多酚酸盐	柳氮磺吡啶	肠黏膜评分、血小板计数等	优势	1b
椎动脉型颈椎病	牵引推拿加丹参多酚酸盐	牵引推拿加丹参注射液	有效率	显著优势	2a
脊髓损伤	鼠神经生长因子加丹参多酚酸盐	鼠神经生长因子	运动评分、触觉评分等	显著优势	2a

后剔除主题不符的文献 2 篇，最终经质量评价后纳入文献 11 篇（图 2-8）。

经济性的证据质量评价标准采用卫生经济学评价报告指南中的卫生经济学评价报告标准共识（CHEERS）清单（附录 10）。

目前已发表文献中，丹参多酚酸盐的药物经济学评价分布于冠心病和脑梗死两大疾病领域，其中冠心病包括单纯冠心病、冠心病心绞痛和冠心病心力衰竭 3 种疾病类型，对比药物多为其他不同种类的丹参制剂。

（一）冠心病

丹参多酚酸盐治疗冠心病的药物经济学评价文献分布最多。其中，多

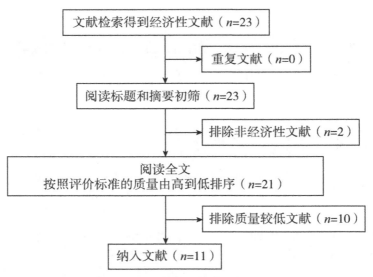

图 2-8　经济性文献筛选分类流程图

数文献利用成本效果分析，采用中间效果指标，对丹参多酚酸盐治疗冠心病的经济性进行短期评价。按疾病类型区分，最多的是冠心病心绞痛。杨文波、牛金茹、李刚基于患者水平数据做直接统计比较，效果信息来自单中心小样本回顾性研究，结论存在较大偏倚风险，杨文波的研究使用最小成分分析方法，采用疗效安全性无差异的假设，与循证证据不符，结论偏倚风险最大。孙世光、韩晟、胡明的研究利用系统评价 Meta 分析的方法获取药物有效性信息，利用药品价格和用量信息获取成本数据，均得出丹参多酚酸盐疗效较好、成本较高的结果。在经济性结论的判断上，大部分研究没有给出判断依据，有些研究甚至错误地使用了简单成本效果比（C/E）的指标，不符合评价指南的要求。只有韩晟（2016）和胡明（2018）的研究利用支付意愿指标来评价经济性结论。韩晟的研究采用终点效果指标——质量调整生命年（QALY）进行长期的药物经济学评价，结果显示丹参多酚酸盐在 3 倍人均 GDP 支付阈值下具有经济性。胡明的研究应用了一项来自贵州人群的支付意愿调查结果，评价丹参多酚酸盐相对于贵州患者的支付意愿不具有经济性。需要注意的是，韩晟（2016）的研究纳入适应证为不稳定型心绞痛，与其他研究存在临床异质性。

王文林研究了冠心病心力衰竭领域的经济性问题，采用单中心小样本回顾性研究的设计，得出参麦注射液与丹参多酚酸盐相比疗效好、成本低的结果。

目前冠心病治疗领域最新的较大样本真实世界证据来自韩晟的研究，结果显示注射用丹参多酚酸盐＋常规治疗较常规治疗的总医疗成本低，住院时间少，硝酸酯类用量小，注射用丹参多酚酸盐具有成本效果优势。该研究也是唯一考虑了研究药物之外相关直接医疗成本的研究，其他研究都只分析了研究药物成本。

注射用丹参多酚酸盐，在冠心病治疗领域经济性评价的详细文献纳入信息见表2-6。

表2-6 丹参多酚酸盐治疗冠心病的药物经济学评价

作 者	年份	治疗疾病	干预措施	分析方法	评价指标	结 果
杨文波	2012	冠心病心绞痛	注射用丹参多酚酸盐 vs. 参芎葡萄糖注射液 vs. 丹参川芎嗪注射液	最小成本分析	成本	丹参川芎嗪注射液经济性最优，参芎葡萄糖注射液次之，注射用丹参多酚酸盐经济性最差
孙世光	2014	冠心病心绞痛	注射用丹参多酚酸盐 vs. 丹参注射液	成本-效果分析	成本-效果比	注射用丹参多酚酸盐成本高、疗效高，C/E值高于丹参注射液。丹参注射液为经济优势方案
王文林	2015	冠心病心力衰竭	参麦注射液 vs. 注射用丹参多酚酸盐	成本-效果分析	增量成本-效果比	参麦注射液成本低、效果高，ICER＜0，为经济优势方案

续　表

作　者	年份	治疗疾病	干预措施	分析方法	评价指标	结　果
牛金茹	2016	冠心病心绞痛	参芎葡萄糖注射液 vs. 注射用丹参多酚酸盐 vs. 注射用盐酸川芎嗪	成本－效果分析	增量成本－效果比	参芎葡萄糖注射液疗效显著，最具有成本效果优势
李刚	2016	冠心病心绞痛	丹参注射液 vs. 注射用丹参多酚酸盐 vs. 丹参酮ⅡA磺酸钠注射液 vs. 丹参川芎嗪注射液	成本－效果分析	增量成本－效果比	丹参注射液C/E最低，最具有成本效果优势；丹参川芎嗪注射液ICER值最低，经济性次之，其次是注射用丹参多酚酸盐和丹参注射液
韩晟	2016	不稳定型心绞痛	注射用丹参多酚酸盐 vs. 丹红注射液	成本－效果分析	增量成本－效果比	注射用丹参多酚酸盐疗效高，长期效果来看，注射用丹参多酚酸盐ICER值低于3倍人均GDP，为经济优势方案
胡明	2018	冠心病心绞痛	丹参川芎嗪注射液 vs. 丹参多酚酸盐注射液	成本－效果分析	增量成本－效果比	丹参多酚酸盐注射液成本高、疗效高，ICER值高于冠心病心绞痛患者药物治疗意愿值，丹参川芎嗪注射液为经济方案
韩晟	2018	冠心病	注射用丹参多酚酸盐＋常规治疗 vs. 常规治疗	成本－结果分析	成本	注射用丹参多酚酸盐＋常规治疗总医疗成本较低，住院时间少，硝酸酯类用量小

综合来看，与其他丹参制剂相比，丹参多酚酸盐相对于丹参类对照药物治疗冠心病心绞痛疗效较好，成本较高，经济性取决于患者对于疾病改善的支付意愿。

在证据质量方面，大部分研究设计都存在一定缺陷。部分研究在疗效证据上没有使用高质量的循证证据，部分研究没有使用符合评价指南的评价指标，特别是除了韩晟（2018）的研究外，大部分研究在成本识别方面都没有针对研究角度考虑其他直接医疗成本，结论存在偏倚风险。

（二）脑梗死

丹参多酚酸盐治疗脑梗死属于超说明书适应证用药，但依然有一定数量的药物经济学评价研究，且多作为其他专用于脑血管疾病中药注射剂的对照组药物。胡明对丹参川芎嗪注射液和注射用丹参多酚酸盐治疗脑梗死进行循证药物经济学评价，由于两药缺少头对头证据，研究使用了简介比较的方法，结果显示丹参川芎嗪注射液效果高、成本低，丹参川芎嗪注射液为经济性优势方案。刘军基于单中心的回顾性队列数据对血塞通、银杏达莫、红花黄色素组、丹参川芎嗪组、丹参多酚酸盐5种中药注射剂治疗急性脑梗死进行药物经济学评价，ICER值显示红花黄色素治疗急性脑梗死为经济优势方案，丹参多酚酸盐经济性最差。张志琴同样基于单中心的回顾性队列数据对香丹注射液、丹红注射液、注射用丹参多酚酸盐、丹参川芎嗪注射液4种丹参制剂治疗缺血性脑卒中进行药物经济学评价，该研究未汇报ICER值，通过C/E结果显示香丹注射液经济性最佳，注射用丹参多酚酸盐经济性最差。

综合来看，丹参多酚酸盐与其他主要用于脑梗死的药物相比，疗效未见优势，成本较高，经济性处于劣势。

在证据质量方面，有两项研究疗效证据来自单中心回顾性队列数据，一项研究使用间接比较结果，临床异质性风险高，有效性证据存在偏倚风险。胡明（2016）的研究考虑成本较为全面，得到的结果可靠性更高，可以认为丹参多酚酸盐在脑梗死治疗中成本较高的结论比较可靠。

四、注射用丹参多酚酸盐的顺应性评价

根据文献主题和关键词筛选顺应性研究主题文献 20 篇，阅读摘要后剔除主题不符的文献 7 篇，阅读全文后剔除主题不符的文献 11 篇，最终纳入相对高质量文献 2 篇（图 2-9），均为医务人员顺应性研究，患者顺应性研究缺失。

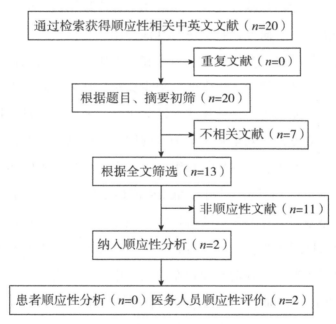

图 2-9　顺应性文献筛选分类流程图

（一）患者顺应性评价

已发表文献中，未获取关于患者用药依从性的相关证据。注射用丹参多酚酸盐为中药注射剂，临床实际使用通常发生在病房。由医生开具相应

药物并由药师调配发药，护士配制给药，患者缺乏自主选择权。

（二）医务人员顺应性评价

李培军基于医院 HIS 系统，评价 8 种含有丹参及丹参活性成分的药物使用趋势，即丹参川芎嗪注射液、丹红注射液、复方丹参滴丸、注射用丹参多酚酸盐、丹参软胶囊、丹灯通脑片、丹鹿通督片、丹七软胶囊（2012 年引进药物注射用丹参多酚酸盐）。结果显示，2012 年、2013 年注射用丹参多酚酸盐的用药金额分别是 118.07 万元（12.53%）、1238.02 万元（57.40%）。在 8 种含有丹参及丹参活性成分的药物中，注射用丹参多酚酸盐的用药金额由第 4 位上升至第 1 位。注射用丹参多酚酸盐用药频度（DDDs）分别为 3838（0.51%）和 44 474（5.20%），在 8 种含有丹参及丹参活性成分的药物中，注射用丹参多酚酸盐的 DDDs 由第 8 位上升至第 5 位。注射用丹参多酚酸盐在门诊的用药构成比由 10.22% 下降到 0.47%，神经内科病房由 18.45% 下降到 8.70%。而在心血管内科病房中，其用药比由 44.25% 上升到 73.86%。

杨玲玲同样基于医院数据，评价 2015—2017 年中药注射剂的应用分析。结果显示，3 年间注射用丹参多酚酸盐的 DDDs 分别为 9377.5、19 873.8、17 121.0，在中药注射剂中，DDDs 排名由第 4 位上升至第 2 位。

五、注射用丹参多酚酸盐的标签信息评价

根据《中华人民共和国药品管理法》第四十九条的规定，药品包装必须按照规定印有或者贴有标签并附有说明书。根据《药品说明书和标签管理规定（局令第 24 号）》（下称《管理规定》）第九条规定，药品说明书应当包含药品安全性、有效性的重要科学数据、结论和信息，用以指导安全、合理使用药品。本部分是将注射用丹参多酚酸盐的最新修订的说明书

（修改日期：2016 年 7 月 15 日）和药品包装标签参照《管理规定》和《中药、天然药物处方药说明书撰写指导原则》（下称《指导原则》）进行比较，评价如下。

（一）药品说明书规范性评价

经核查本药品说明书和标签由国家食品药品监督管理局核准，核准日期和修改日期在说明书中有醒目标示，说明书中描述的疾病名称、药学专业名词、药品名称和结果的表述符合规范词汇。不足之处在于说明书的格式和书写内容：【用法用量】项下未包含药品稀释后维持稳定性所需的储存条件、滴速等使用说明。【儿童用药】【孕妇与哺乳期妇女用药】【老年用药】等特殊人群用药未单独列出，相关内容在【注意事项】和【禁忌】项下给予说明。其中孕妇在【禁忌】和【注意事项】项下分别为禁用和慎用。

（二）药品标签信息评价

药品说明书和标签中的药品名称符合国家食品药品监督管理总局公布的药品通用名称和商品名称的命名原则，并与药品批准证明文件的内容相一致。药品包装上的标签为横版，通用名称在上 1/3 范围内同行显著标出，字体为黑色黑体，背景为白色，反差强烈易辨识。药品商品名在通用名称左上一行，单字体面积未超过通用名称单字体的 1/2。

药品的内标签：本药品最小包装为西林瓶，瓶身标签所含信息有药品【通用名称】【规格】【产品批号】【有效期】，符合包装过小时所含的必要信息，便于药品的调配和储存。

药品的外标签信息内容与说明书内容一致，其中【不良反应】【禁忌】【注意事项】等仅标注"详见说明书"，不符合《管理规定》要求的标出主要内容并注明"详见说明书"。

综上所述，注射用丹参多酚酸盐药品说明书和标签信息在药品信息的准确性、可靠性及可获得性上符合要求，但完整性上有欠缺。主要问题是药品外标签【不良反应】【禁忌】【注意事项】应标出主要内容并注明"详见说明书"；特殊人群孕妇在【禁忌】和【注意事项】项下分别为禁用和慎用，不一致。

六、注射用丹参多酚酸盐的临床应用综合评价结果与建议

（一）有效性证据较多，可有效治疗多种疾病

注射用丹参多酚酸盐的临床研究数量众多，说明书适应证中以冠心病心绞痛为主，说明书适应证外以脑梗死为主。从研究质量来看，根据OCEBM标准评价相对高质量（2b以上）证据的原始研究有43篇。从研究领域来看，这些相对高质量文献分布在17个子领域，涉及人群的适应证非常广泛。

在说明书适应证方面，丹参多酚酸盐治疗冠心病心绞痛（心血瘀阻证），有效性显著提高且不良反应发生率明显降低。丹参多酚酸盐可以改善患者心绞痛发作次数、发作间隔、持续时间及硝酸甘油用量、心电图疗效等。

得益于较为广泛深入的基础研究，注射用丹参多酚酸盐在临床上的应用范围还扩展到了其他心血管疾病、脑血管疾病、糖尿病、肾脏疾病、肺部疾病、下肢静脉血栓、急性胰腺炎、溃疡性结肠炎、骨科等领域。研究结果显示在上述领域应用丹参多酚酸盐都给患者带来了普遍获益。

（二）安全性证据充分，不良反应发生率低

注射用丹参多酚酸盐的安全性研究证据较多，研究较为规范，上市前的Ⅱ、Ⅲ期临床研究显示不良反应发生率与剂量相关，估计发生率为

1.25% ～ 4.17%。该药上市后的研究显示出了相对临床研究更低的不良反应发生率，IV期临床研究统计的不良反应发生率为 0.56%，而具有标志性的大样本（30 180 例）真实世界研究中统计的不良反应发生率为 0.79%。

对注射用丹参多酚酸盐不良反应类型的探索也非常多，现有文献中报道常见不良反应临床表现复杂多样，通常是轻、中度而且是暂时的症状，如头痛、头晕、红斑和皮疹等。与注射用丹参多酚酸盐存在理化配伍禁忌的药物已经研究得较为明确。

（三）经济性评价证据有待补充、更新，在冠心病治疗中有经济获益

注射用丹参多酚酸盐的经济学评价证据也较多，基于 CHEERS 清单评价的相对高质量研究有 11 篇。目前已发表文献中，丹参多酚酸盐的药物经济学评价主要分布于冠心病和脑梗死两大领域，对比药物主要为其他中药注射剂。

丹参多酚酸盐治疗冠心病的药物经济学评价文献分布最多。多数文献利用成本效果分析，采用中间效果指标，对丹参多酚酸盐治疗冠心病的经济性进行短期评价。与其他丹参制剂相比，丹参多酚酸盐治疗冠心病疗效较好，成本较高，经济性取决于支付意愿。在最新的较大样本真实世界研究中，丹参多酚酸盐＋常规治疗相比常规治疗在冠心病患者人群中显现出显著的经济性优势。

在超说明书适应证方面，丹参多酚酸盐在治疗不稳定型心绞痛时相对丹红注射液具有经济性优势，而治疗冠心病心力衰竭时相比参麦注射液没有优势。丹参多酚酸盐治疗脑梗死、缺血性脑卒中的药物经济学评价结果普遍显示丹参多酚酸盐经济性没有优势。对照药物包括丹参川芎嗪注射液、血塞通、银杏达莫、红花黄色素、丹参川芎嗪、香丹注射液、丹红注射液等。可见，除不稳定型心绞痛外，其他超说明书适应证的使用缺乏经济学证据支持。

虽然纳入的研究经过了 CHEERS 清单的质控，但 CHEERS 清单仅考察汇报的完整性，对于研究设计还需具体分析。考察丹参多酚酸盐药物经济学评价的研究设计，发现普遍存在设计缺陷，大部分的研究结论具有较高的偏倚风险。而且由于药品价格和医疗成本数据的快速变化，药物经济学研究的时效性较强，在使用结论时也应注意尽量使用最新的高质量研究结果。

综上所述，注射用丹参多酚酸盐在冠心病心绞痛领域表现出一定的经济性，在治疗冠心病不稳定型心绞痛的长期评价中显示有经济获益，而其他超说明书适应证的经济性不足。考虑到有效性研究部分丹参多酚酸盐广泛的应用领域和研究时效性的要求，建议利用药物经济学评价工具辅助寻找相对最有价值的优先拓展方向。

（四）患者顺应性证据缺失，医务人员顺应性较好

在顺应性评价方面，已发表文献中，未获得关于患者用药依从性的相关证据。考虑到注射用丹参多酚酸盐为注射剂型，临床实际使用通常发生在病房。由医师开具相应药物并由药师调配发药，护士配制给药，患者缺乏自主选择权，所以医务人员的顺应性更为关键。

评价结果显示注射用丹参多酚酸盐的直接顺应性研究证据缺失，只有基于药物利用分析的间接顺应性证据。药物利用研究显示样本医院的注射用丹参多酚酸盐 DDD 用量和使用占比逐年上升。证明相对于其他中药注射剂，医务人员比较愿意更多使用注射用丹参多酚酸盐。但是该药在顺应性方面还需补充直接研究证据，说明其顺应性优势究竟由哪些因素构成。

（五）标签信息内容完整规范，外标签有优化潜力

注射用丹参多酚酸盐药品说明书和标签信息随着研究的深入有积极

的更新，最新更新时间在 2016 年。其药品信息的准确性、可靠性及可获得性符合要求。根据《中国药品综合评价指南参考大纲》，建议在外标签【不良反应】【禁忌】【注意事项】等位置标出主要内容并注明"详见说明书"。

第四节　注射用丹参多酚酸盐未来研究方向的展望与建议

本书从药学特性、有效性、安全性、经济性、质量、顺应性和标签信息等方面对注射用丹参多酚酸盐进行系统综合的评价，发现注射用丹参多酚酸盐在多个方面的文献证据很多，且具有一定的体系。但作为一个临床应用大品种，该药依然需要在一些方面做出更多的研究努力。

一、成分特征研究值得继续深入

在有效成分和药物作用机制方面，丹参多酚酸盐已经进行了大量的基础研究。但作为丹参的水溶性提取物及其作用机制特别是作用靶点还有待进一步探索，如申报新适应证，可能需要补充相关基础研究。

二、需要补充有效性的高质量证据

在有效性方面，虽然注射用丹参多酚酸盐在有效性研究的数量和质量上都有不错的表现，但依然缺乏针对其说明书核心适应证的具有标志性的大样本多中心临床有效性研究。此外，大量说明书外适应证的临床研究和与多种药物联用的研究体现了该药物进一步深入开发的可能性，需要针对重点适应证，以拓展说明书适应证为目标开展更有针对性的高

质量研究。

三、需要疾病特异性及多因素安全性研究

虽然丹参多酚酸盐的不良反应发生率数据较低，且有效性证据已经显示了丹参多酚酸盐用于其他治疗领域的可能性，但这些其他适应证的安全性研究尚有不足，如果该药在这些治疗领域大规模应用，还需补充相应的亚组或疾病特异性研究。此外，应当针对上市后安全性研究反映出的问题开展相应的研究。

四、多方面补充药物经济学证据

注射用丹参多酚酸盐在药物经济学评价方面得到了很多非阳性结论，但这些研究大部分都是采用中间效果指标的短期评价。考虑到该药使用环境多为心脑血管事件急性期患者，理论上急性期缓解减少组织器官损伤是有可能带来患者长期获益的，但由于相关基础证据的缺失，很多收益无法计算。要想更好地说明该药的经济性，一方面需要结合当前或即将开展的高质量临床研究，得到关键参数，进行优质的模型评价；另一方面可以利用真实世界数据，研究患者的综合经济获益。如果该药物未来计划拓展适应证，则相关的经济学评价研究具有重要意义。

第三章

注射用丹参多酚酸盐临床应用

第一节　注射用丹参多酚酸盐在心血管疾病中的临床应用

一、冠心病心绞痛

（一）疾病概述

本部分主要介绍稳定型心绞痛（stable angina pectoris，SAP），主要包含3种情况，即慢性稳定型劳力性心绞痛、缺血性心肌病和急性冠脉综合征（acute coronary syndrome，ACS）之后稳定的病程阶段。慢性稳定型劳力性心绞痛是在冠状动脉固定性严重狭窄基础上，由于心肌负荷的增加引起的心肌急剧的、短暂的缺血缺氧临床综合征，通常为一过性的胸部不适，其特点为短暂的胸骨后压榨性疼痛或憋闷感（心绞痛），可由运动、情绪波动或其他应激诱发。缺血性心肌病指由于长期心肌缺血导致心肌局限性或弥漫性纤维化，从而产生心脏收缩和（或）舒张功能受损，引起心脏扩大或僵硬、慢性心力衰竭、心律失常等一系列临床表现的临床综合征。ACS之后稳定的病程阶段，通常无症状，表现为长期、静止、无典型缺血症状的状态。

不稳定型心绞痛见"二、急性冠脉综合征"。

（二）诊断与治疗

1. 诊断

典型心绞痛主要症状表现为：胸骨区不适感，其性质和持续时间具有明显特征；劳累或情绪应激可诱发；休息和（或）硝酸酯类药物治疗后数分钟内可缓解。3 项均符合的为典型心绞痛，符合 2 项的为非典型心绞痛，而符合 1 项或 0 项的则为非心绞痛性质的胸痛。

除症状外，心绞痛通常无特异性体征，结合实验室检查、心电图检查显示缺血表现以及病史等综合判断，可作出诊断。

2. 治疗

稳定型心绞痛的药物治疗主要目的为：缓解症状、改善预后。

缓解症状、改善缺血的药物主要包括：β 受体阻滞剂、硝酸酯类药物和钙通道阻滞剂（calcium channel blockers，CCB），若 β 受体阻滞剂禁忌或不能耐受时，可选 CCB 类药物中的氨氯地平、硝苯地平或非洛地平，必要时可选用地尔硫䓬，或选择长效硝酸酯类药物。若 β 受体阻滞剂达到最大耐受剂量效果仍不理想时，可选用 CCB 类药物与长效硝酸酯类药物联合使用。另外，尼可地尔、伊伐布雷定、曲美他嗪等其他药物也可选用。

改善预后、预防心血管事件的药物主要包括：抗血小板药物、调脂药物、β 受体阻滞剂和血管紧张素转化酶抑制剂（angiotensin converting enzyme inhibitors，ACEI）或血管紧张素 II 受体阻滞剂。

在强化药物治疗下仍有缺血症状或存在较大范围心肌缺血证据的 SAP 患者，可通过衡量 PCI 或冠状动脉旁路移植术（coronary artery bypass grafting，CABG）的潜在获益与风险，采取相应治疗策略。

（三）注射用丹参多酚酸盐在冠心病心绞痛中的临床应用

冠心病心绞痛属于注射用丹参多酚酸盐的说明书适应证。

注射用丹参多酚酸盐具有活血、化瘀、通脉作用，可治疗冠心病心绞痛分级为 I、II 级，症状表现为轻中度，且中医辨证为心血瘀阻证者，症见胸痛、胸闷、心悸。

丹参多酚酸盐可通过影响血液黏稠度、红细胞变形指数、红细胞聚集指数及纤维蛋白原水平等多种途径改善血液流变学指标，改善微循环；还能抑制血小板聚集和活化、抗血栓形成、抗氧化损伤和多途径发挥保护心脑等器官的作用，并可促进内皮细胞迁移，促进血管生成。临床试验表明，基础治疗联合注射用丹参多酚酸盐在冠心病心绞痛的治疗中可起到改善心绞痛症状、阻止病情进一步发展的临床效果，可以降低硝酸甘油使用量，药物安全性好。

临床治疗冠心病心绞痛时，可在常规治疗基础上联合使用注射用丹参多酚酸盐。

二、急性冠脉综合征

（一）疾病概述

急性冠脉综合征（acute coronary syndromes，ACS）是指冠状动脉内不稳定的粥样硬化斑块破裂或糜烂继发新鲜血栓形成所导致的心脏急性缺血综合征，涵盖了 ST 段抬高型心肌梗死（ST elevation myocardial infarction，STEMI）、非 ST 段抬高型心肌梗死（non ST elevation myocardial infarction，NSTEMI）和不稳定型心绞痛（unstable angina pectoris，UAP），其中 NSTEMI 与 UAP 合称非 ST 段抬高型急性冠脉综合征（NSTE-ACS）。

（二）诊断与治疗

1. 诊断

胸痛或胸闷不适是 ACS 患者最常见的临床表现，但部分患者尤其老年、女性和糖尿病等患者的症状可不典型，应予以注意。

心肌肌钙蛋白 I/T（cardiac troponin I/T，cTn I/T）是用于急性心肌梗死诊断的特异度高、敏感度好的生物学标志物，高敏感方法检测的 cTn I/T 称为高敏肌钙蛋白（high-sensitivity cardiac troponin，hs-cTn）。推荐首选 hs-cTn 检测，如果结果未见增高（阴性），应间隔 1～2 小时再次采血检测，并与首次结果比较，若结果增高超过 30%，应考虑急性心肌损伤的诊断。若初始两次检测结果仍不能明确诊断而临床提示 ACS 可能，则在 3～6 小时后重复检查。在急性心肌梗死早期 cTn（hs-cTn）升高阶段，肌酸激酶同工酶（creatine kinase MB，CK-MB）对于判断再梗死有益。STEMI 患者的心电图有特殊诊断价值：①至少 2 个相邻导联 J 点后新出现 ST 段弓背向上抬高 [V2 和 V3 导联 ≥ 0.25mV（< 40 岁男性）、≥ 0.2mV（≥ 40 岁男性）或 ≥ 0.15mV（女性），其他相邻胸导联或肢体导联 ≥ 0.1mV] 伴或不伴病理性 Q 波、R 波减低；②新出现的完全左束支传导阻滞；③超急性期 T 波改变。当原有左束支阻滞患者发生心肌梗死或是心肌梗死出现左束支阻滞时，心电图诊断困难，需结合临床情况仔细判断。

注意鉴别主动脉夹层、急性肺栓塞、急性心脏压塞、张力性气胸、食管破裂等急危重症。

2. 治疗

（1）常规治疗：一般性常规治疗包括多功能心电监护、吸氧、开放静脉通路及必要的镇痛。

（2）基本治疗：包括抗血小板、抗凝、抗缺血治疗。

（3）急诊再灌注治疗：主要包括经皮冠状动脉介入治疗和经静脉溶栓治疗，少数患者需要进行紧急冠状动脉旁路移植术。

1）溶栓治疗：① STEMI 患者的溶栓治疗。溶栓治疗快速、简便，在不具备 PCI 条件的医院或因各种原因使 FMC 至 PCI 时间明显延迟时，对有适应证的 STEMI 患者，静脉内溶栓仍是好的选择，且院前溶栓效果优于入院后溶栓。期望门 - 针时间（door to needle）小于 30 分钟。② NSTE-ACS 患者不行溶栓治疗。

2）溶栓后 PCI：为保证溶栓治疗的疗效确切及进一步评价病变血管情况，所有经静脉溶栓的患者溶栓后应尽早送至 PCI 中心，即使溶栓成功也应在溶栓治疗 2 小时后、24 小时内行冠状动脉造影并对梗死相关血管进行血运重建。

3）急诊 PCI：准确进行危险分层，极高危或高危患者应积极采取早期介入策略。

4）CABG：紧急 CABG 也是再灌注治疗的一种手段，仅在少部分患者中考虑实施：①溶栓治疗或 PCI 后仍有持续的或反复的缺血；②冠状动脉造影显示血管解剖特点不适合行 PCI；③心肌梗死机械并发症如室间隔穿孔、乳头肌功能不全或断裂等。

急性冠脉综合征诊治流程见图 3-1。

（三）注射用丹参多酚酸盐在急性冠脉综合征中的临床应用

研究发现，注射用丹参多酚酸盐能提高冠心病患者 NO 水平，降低内皮素以扩张冠状动脉，改善血管内皮功能，增加冠状动脉血流，并且可以抑制血小板的聚集和活化，抗炎、抗氧化、抗凋亡从而改善循环并且防止血栓形成，最终达到减轻和延缓心肌缺血、改善心电图和临床症状的目的。

多项 Meta 分析或随机临床试验显示，丹参多酚酸盐注射治疗不稳定型心绞痛的应用通常为基础治疗的基础上联用该药，与仅常规治疗相比，对心绞痛发作频率、持续时间、严重程度、SAQ 评分等症状多个方面有显著改善，特别是治疗后 2 周心绞痛发作严重程度与持续时间的差异显著（$P < 0.01$），且降低了患者硝酸甘油使用量，对心电图心肌缺血情况改善有显著性差异，另外还降低了血清炎症因子 hs-CRP 和 TNF-α 水平，证明其有一定的抗炎作用，且安全性良好，可考虑在治疗不稳定型心绞痛的

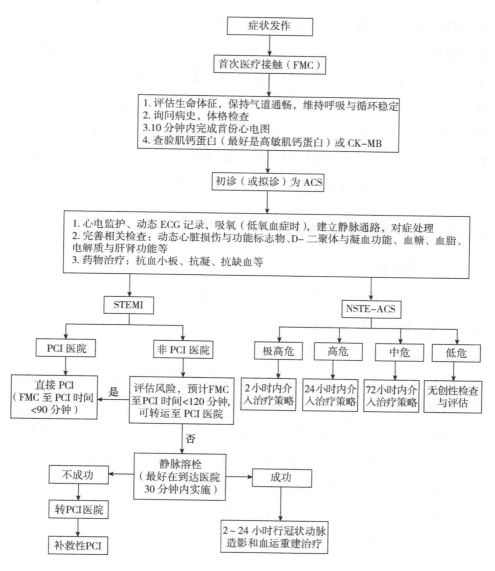

图 3-1 ACS 诊治流程

来源：急性冠脉综合征急诊快速诊治指南（2019）

常规治疗上联合应用。在心肌梗死的治疗方面，试验发现丹参多酚酸盐可降低心肌梗死引起的细胞凋亡和氧化应激、炎性反应，同时降低心律失常发生率、死亡率。一项多中心随机对照双盲安慰剂对照显示，注射用丹参多酚酸盐可以改善 STEMI 患者的冠状动脉微循环，且有减小心肌梗死面积的趋势（P=0.07），可在 PCI 术后联合常规治疗应用；同样对于 NSTE-ACS 患者的治疗方面，丹参多酚酸盐显著降低了 PCI 相关的冠状动脉损伤或冠状动脉梗死，表现出良好的保护性作用。其安全性在治疗心肌梗死的病例中良好，不良事件发生率与对照组无差异，甚至在联合阿托伐他汀治疗 PCI 术后老年患者时，可降低不良心脏事件发生率。临床治疗心肌梗死时，可考虑在 PCI 术后联合常规治疗应用。

三、冠心病合并心力衰竭

（一）疾病概述

心力衰竭是多种原因导致心脏结构和（或）功能的异常改变，使心室收缩和（或）舒张功能发生障碍，从而引起的一组复杂临床综合征，主要表现为呼吸困难、疲乏和液体潴留（肺淤血、体循环淤血及外周水肿）等。冠心病是心力衰竭最常见的病因，多项研究报道心力衰竭患者中合并冠心病者占总数的 23% ～ 73%，经冠脉造影证实的冠心病约占新发心力衰竭患者的 50%。血运重建治疗提高了心肌梗死患者的急性期存活率，心肌梗死后心室重构导致慢性心力衰竭的发病率增加。冠心病导致的心力衰竭以左心衰竭为主，随病情进展可累及右心甚至全心衰竭，也可直接引起右心衰竭（如右心室心肌梗死引起的急性右心衰竭）。

对于心力衰竭患者，推荐考虑无创影像学技术明确是否存在冠心病。

（二）诊断与治疗

1. 诊断

根据明确的冠心病病史或在典型胸痛症状的基础上出现严重的呼吸困难、气喘、咳粉红色泡沫样痰、双肺湿啰音、心音低钝、舒张期奔马律等典型临床症状和体征，不难作出诊断。但临床症状不典型、重症合并其他并发症的患者诊断可能有一定困难，需要完善实验室标志物、心电图、影像和超声等检查以明确诊断。

2. 治疗

慢性心力衰竭合并冠心病应给予冠心病二级预防，包括抗血小板药物、ACEI、β受体阻滞剂及他汀类药物。射血分数降低的心力衰竭（heart failure with reduced ejection fraction，HFrEF）伴心绞痛的患者，缓解心绞痛的药物首选β受体阻滞剂；若β受体阻滞剂不耐受或到达最大剂量，窦性心律不齐且心率≥ 70 次 / 分，可加用伊伐布雷定；为进一步缓解心绞痛症状，可考虑加用短效或长效硝酸酯类药物。HFrEF 患者应避免使用地尔硫䓬和维拉帕米，二氢吡啶类 CCB（除氨氯地平和非洛地平外）因增加交感神经张力，在心力衰竭患者中的安全性均不确定。冠心病合并心力衰竭患者应用曲美他嗪有助于改善 LVEF、NYHA 心功能分级、运动耐量及生活质量，降低心血管再入院和远期死亡风险，故曲美他嗪推荐用于合并冠心病的 HFrEF 患者。经优化的药物治疗仍有心绞痛的患者应行冠状动脉血运重建术，应遵循《中国经皮冠状动脉介入治疗指南（2016）》。

急性心力衰竭合并冠心病 ACS 导致的急性心力衰竭应遵循相应指南进行诊治，应遵循我国 2015 年《急性 ST 段抬高型心肌梗死诊断和治疗指南》、2017 年 ESC《急性 ST 段抬高型心肌梗死诊断和治疗指南》、2016 年《非 ST 段抬高型急性冠脉综合征诊断和治疗指南》。因心肌缺血而诱发和加重的急性心力衰竭，无低血压患者可静脉应用硝酸酯类药物。如果患者血压偏高、心率增快，在静脉应用利尿剂和硝酸酯类药物的基础上慎用β受体阻滞剂，减少心肌耗氧量，改善心肌缺血和心功能。

（三）注射用丹参多酚酸盐在冠心病合并心力衰竭中的临床应用

丹参多酚酸盐可抑制血小板聚集、黏附，改善血液流变性，在实验中可降低心力衰竭模型猪的血浆脑钠肽，减轻氧化应激，从而达到保护心脏的效果。在临床上，也有 RCT 证明注射丹参多酚酸盐联合西药使用可改善冠心病合并慢性心力衰竭患者的心功能，且安全性良好。

第二节　注射用丹参多酚酸盐在脑血管疾病中的临床应用

注射用丹参多酚酸盐用于急性缺血性脑卒中（急性脑梗死）。

（一）疾病概述

缺血性脑卒中（又称脑梗死）是指因脑部血液循环障碍缺血、缺氧所致的局限性脑组织的缺血性坏死或软化，而出现相应的神经系统功能缺损的疾病。其中急性缺血性脑卒中是最常见的卒中类型，占我国脑卒中的 69.9% ～ 70.8%。急性期的时间划分尚不统一，一般指发病后 2 周内，轻型 1 周内，重型 1 个月内。

脑卒中的复发率、致残率高居不下，因此处理上应早期诊断、早期治疗、早期康复和早期预防复发，防治意义重大。

（二）诊断与治疗

1. 诊断

缺血性脑卒中的诊断要点主要是：①可能有前驱的短暂脑缺血发作病史；②安静休息时发病者较多，常在晨间睡醒后发现症状；③症状常在几小时或较长时间内逐渐加重，呈现恶化性卒中；④意识常保持清醒，而偏瘫、失语等局灶性神经功能缺失比较明显；⑤发病年龄较高；⑥常有脑动脉粥样硬化和其他器官的动脉硬化；⑦CT 排除出血和占位性病变等；DWI 高信号，ADC 图为低信号。

注意与出血性卒中、颅内占位性病变、颅脑外伤和小血管病变与脱髓鞘病变相鉴别。

2. 治疗

（1）一般处理：呼吸与吸氧、心脏监测与心脏病变处理、体温控制、血压控制、血糖控制等。

（2）特异性治疗：①改善脑循环，使用重组组织型纤溶酶原激活剂（rt-PA）、尿激酶和替奈普酶静脉溶栓。静脉阿替普酶溶栓为优先选择，静脉溶栓也是血管再通的首选方法；②血管内介入治疗，包括血管内机械取栓、动脉溶栓及血管成形术；③抗血小板治疗，口服阿司匹林；④抗凝治疗，普通肝素、低分子肝素、类肝素、口服抗凝剂和凝血酶抑制剂等；⑤降纤治疗，降纤酶、巴曲酶及其他降纤制剂，降纤剂可显著降低血浆纤维蛋白原，并有轻度溶栓和抑制血栓形成的作用。

（3）他汀类药物：可改善预后。

（4）神经保护：依达拉奉、胞磷胆碱等。

（5）传统医药：中成药或针灸。

（三）注射用丹参多酚酸盐在急性缺血性脑卒中的临床应用

急性缺血性脑卒中属于注射用丹参多酚酸盐的超说明书适应证治疗范围。

丹参多酚酸盐对缺血缺氧的脑组织具有保护作用，并且拮抗动脉粥样硬化，虽然既往注射用丹参多酚酸盐主要应用于心血管疾病，但有许多应用于脑梗死上的报道，绝大多数为辅助西药治疗。多项 Meta 分析研究发现注射用丹参多酚酸盐与西药联用可十分明显地改善患者的症状、神经功能缺损、生活质量，甚至心理状态，且安全性良好，不良反应事件与对照组无差异。

临床治疗急性缺血性脑卒中时，可在基础治疗上联合使用。

第三节　注射用丹参多酚酸盐在其他疾病中的临床应用

除心脑血管疾病上的应用，临床也在探索该药在其他血管性疾病中的应用效果，部分研究显示一定效果，但还需要大样本、多中心、设计严谨的研究证实，为临床合理应用提供更多证据。

一、糖尿病肾病

（一）疾病概述

糖尿病肾病是糖尿病最常见的并发症之一，即临床上考虑由糖尿病引起的肾脏病变，也是导致终末期肾衰竭的最主要的原因。

（二）诊断与治疗

1. 诊断

对于 1 型糖尿病患者在发病后 5 年，而 2 型糖尿病患者在确诊的同时就应该注意糖尿病肾脏损伤存在的可能。临床筛查的指标主要依靠任意时间点尿中白蛋白与肌酐的比值（ACR，mg/g），以及由血清肌酐获得的 eGFR 值。

3～6 个月至少 2 次 ACR 异常就应该考虑诊断，对于糖尿病患者如果存在以下问题就应考虑糖尿病肾病：出现大量白蛋白尿；微量白蛋白尿伴有糖尿病视网膜眼底病变；1 型糖尿病患者，发病后 10 年出现微量白蛋白尿。肾穿刺病理检查可明确最后诊断。

2. 治疗

控制血糖、控制血压、调节脂代谢异常、控制蛋白尿、生活方式调整、治疗并发症，接近终末期时采取肾脏替代治疗。

（三）注射用丹参多酚酸盐在糖尿病肾病中的临床应用

临床试验发现丹参多酚酸盐可明显改善糖尿病患者机体的氧化应激状态、血管内皮功能及凝血功能，有效抑制炎症因子、调节血脂，缓解肾功能损害进程，可考虑在西药治疗的基础上临床推广联合应用，或与血液透析联用。

二、慢性阻塞性肺疾病

（一）疾病概述

慢性阻塞性肺疾病（COPD）是一种持续气流受限为特征的疾病。气流受限不完全可逆，呈进行性发展，与肺对有害气体或有害颗粒的异常炎症反应有关。急性加重及合并症影响疾病的严重程度。全球患病率为 4%～20%，是第 4 位死因。我国 40 岁以上人群中患病率为 8.2%，预计到 2020 年将上升至第 3 位，年死亡人数高达 128 万。如能及早防治，可有效控制病情，延缓疾病进展，改善生活质量。

（二）诊断与治疗

根据吸烟等高危因素接触史，呼吸困难、慢性咳嗽或多痰等症状可考虑 COPD 的临床诊断，确诊需行肺功能检查。吸入支气管舒张剂后 FEV_1/FVC

< 70% 是 COPD 诊断的必备条件。但也有少数患者并无咳嗽、咳痰，仅在肺功能检查时发现 $FEV_1/FVC < 70\%$，除外其他疾病后可诊断为 COPD。

（三）注射用丹参多酚酸盐在慢性阻塞性肺疾病中的临床应用

临床试验表明，丹参多酚酸盐与百令胶囊联合应用可改善 COPD 患者凝血指标 D- 二聚体，改善生命质量，与阿托伐他汀联合应用则可促进 COPD 合并肺动脉高压患者的肺功能恢复。

临床可考虑在西药治疗的基础上联合应用，或与百令胶囊联合应用。

三、肺栓塞

（一）疾病概述

肺栓塞是指肺外的栓子经静脉系统回流到右心，在肺动脉中堵塞而引起的以肺循环障碍为基础的一系列临床生理病理综合征，包括肺血栓栓塞症、脂肪栓塞综合征、羊水栓塞、空气栓塞等。其中肺血栓栓塞症为最常见的一种类型。

（二）诊断与治疗

1. 诊断

肺栓塞的临床表现无明显特异性，涉及呼吸、循环和神经多个系统。呼吸困难、胸痛、咯血为经典的肺栓塞"三联征"，但临床出现率不足 30%。

辅助检查可采取血浆 D- 二聚体、动脉血气分析、X 线胸片、心电图、超声心动图、深静脉超声、磁共振成像等辅助诊断。确诊检查为 CT 肺动脉造影，这是目前的一线确诊方法，能发现肺动脉内栓子，甚至发现深静脉栓子。

2. 治疗

标准治疗为抗凝治疗，可采取肝素、低分子肝素、华法林；急性大面积肺栓塞可采用溶栓治疗。

（三）注射用丹参多酚酸盐在肺栓塞中的临床应用

临床试验表明，在治疗中低危急性肺栓塞患者时，在常规低分子肝素联合华法林的基础上，联用丹参多酚酸盐可提高临床疗效，有效改善呼吸循环功能；另外，治疗次大面积肺血栓栓塞患者时，在使用降纤酶的基础上联合使用丹参多酚酸盐可提高患者症状的改善程度，且安全性良好。

临床治疗肺栓塞时，可在常规治疗基础上联合丹参多酚酸盐使用。

四、下肢深静脉血栓

（一）疾病概述

下肢深静脉血栓形成是下肢深静脉内的急性非化脓性炎症伴有继发性血管腔内血栓形成的疾病，其症状轻重取决于受累静脉的部位、阻塞的程度和范围，有些患者可全无症状，而以大块肺栓塞表现为第一症状，其炎症和血栓形成多发生于小腿静脉或腘静脉内，局部疼痛，行走时加重；轻者仅有局部沉重感，站立时明显。手术、外伤、恶性肿瘤、妊娠、休克、心脏病、COPD 等疾病及系统性疾病如结缔组织病，均是本病的前期阶段。

（二）诊断与治疗

1. 诊断

凡在术后、产后或因全身性疾病长期卧床的患者中，突然出现小腿深部疼痛、压痛、肿胀，直腿伸踝试验及压迫腓肠肌试验阳性时，应首先考虑小腿深部静脉血栓形成可能。结合超声检查、放射性核素扫描和静脉造影即能确诊。尚需与急性小腿肌炎、小腿蜂窝织炎、急性动脉阻塞和淋巴水肿等疾病相鉴别。

2. 治疗

（1）急性下肢深静脉血栓形成：一般治疗应当卧床休息，保持排便通畅，开始起床后穿有压差或无压差长筒弹力袜；抗凝治疗是应用最早且广泛的方法，可抑制血栓蔓延；溶栓疗法可采取静脉溶栓和介入溶栓；介入治疗；手术摘除血栓治疗。

（2）慢性下肢静脉阻塞：物理治疗利用弹性绷带或弹力袜；药物治疗一般选择口服华法林、噻氯匹定或氯吡格雷等；腔内介入治疗主要针对大血管，用球囊导管扩张并放置支架；手术治疗主要是再建静脉旁路。

（三）注射用丹参多酚酸盐在下肢深静脉血栓中的临床应用

临床试验表明，在术后预防深静脉血栓形成方面，丹参多酚酸盐可以改善血清纤维蛋白原、凝血酶原时间、血小板计数、D- 二聚体指标，即改善凝血功能抑制血小板聚集，显著降低术后下肢深静脉血栓形成的发生率，且具有良好的安全性；在已发生深静脉血栓的治疗中，丹参多酚酸盐也可有效缓解静脉阻塞情况。

临床可考虑在术后时预防使用，或治疗已形成血栓的病例时联合常规治疗使用。

五、溃疡性结肠炎

（一）疾病概述

溃疡性结肠炎（ulcerative colitis，UC）是炎症性肠病的一种，是结肠黏膜层和黏膜下层连续性炎症，通常先累及直肠，逐渐向全结肠蔓延。目前我国溃疡性结肠炎的发病率逐年上升，约为 11.6/10 万，发病率男性高于女性，青春后期或成年初期是发病的主要年龄段。

（二）诊断与治疗

1. 诊断

有典型临床表现（腹泻、腹痛、里急后重等）为疑诊 UC 者，应安排进一步检查；根据临床表现和结肠镜或钡剂灌肠检查中 1 项，可为拟诊者，若有病理学特征性改变，可为确诊。

2. 治疗

（1）一般治疗：慢性病通常伴有营养不良，主张高糖、高蛋白、低脂饮食，少渣饮食能减少排便次数。必要时给予输血。应用止泻剂可减轻肠道蠕动，但严重结肠炎时止泻剂属禁忌。另外需照顾患者心理问题。

（2）治疗常用药物：氨基水杨酸盐是治疗 UC 的主要药物；糖皮质激素可抑制 T 细胞激活及细胞分子发挥抗炎作用；免疫调节剂可阻断淋巴细胞增殖、活化或效应机制；生物制剂中，目前治疗炎症性肠病应用时间较长的为英夫利昔单抗，可起到长期维持缓解症状、愈合组织的作用。

（3）手术治疗：25% ～ 30% 的 UC 患者需手术治疗，UC 的外科切除结肠被认为是治愈性治疗。

（4）肿瘤检测：发现异常性改变，即行手术切除。

（三）注射用丹参多酚酸盐在溃疡性结肠炎中的临床应用

临床试验表明，在溃疡性结肠炎的治疗中，丹参多酚酸盐可改善患者的高凝状态及肠黏膜微循环，减少炎性渗出，同时促进溃疡的愈合，整体效果较好，且无不良反应，也无肝肾功损害。

临床治疗溃疡性结肠炎时，可考虑在常规治疗的基础上联合应用注射用丹参多酚酸盐。

参考文献

［1］ 毕铁琳，于倩，谢程 . 8008 例注射用丹参多酚酸盐的用药分析 . 中国药物应用与监测，2018，15 (3) : 165-168.

［2］ 曹海鹰，周贺 . 观察丹参多酚酸盐注射液治疗冠心病的临床疗效及安全性 . 世界最新医学信息文摘，2019, 19 (77) : 174-175.

［3］ 曹教育 . 丹参酮 Ⅱ A 磺酸钠与氯化钾用同一注射器加药存在配伍禁忌 . 安徽医药，2010,14 (5) : 595.

［4］ 曹旭芳，孔飞飞 . 注射用丹参多酚酸盐不良反应 36 例分析 . 临床合理用药杂志，2018,11 (01) : 129-130.

［5］ 陈灏珠，林果为，王吉耀 . 实用内科学 . 14 版 . 北京：人民卫生出版社，2013.

［6］ 陈军，周海舟，王育林，等 . 丹参多酚酸盐联合氯沙坦钾对老年糖尿病肾病相关因素的影响 . 西部医学，2018, 30 (10) : 1451-1455, 1461.

［7］ 陈丽丽，黄靓妹，詹红艳，等 . 丹参多酚酸盐及神经肽 Y 干预后癫痫大鼠海马神经肽 Y 的表达变化 . 中国实验诊断学，2011, 15 (11) : 1810-1181.

［8］ 陈丽丽，黄靓妹，詹红艳，等 . 神经肽 Y、丹参多酚酸盐对癫痫大鼠海马 FOS 蛋白表达的影响及作用探讨 . 中国实验诊断学，2011, 15 (6) : 957-959.

［9］ 陈文霖，黄美健 . 丹参多酚酸盐对慢性阻塞性肺疾病急性加重期患者血清 IL-1β、IL-18 水平的影响 . 浙江中医药大学学报，2013, 37 (11) : 1312-1314.

［10］陈小兰 . 丹参多酚酸盐联合曲美他嗪胶囊治疗冠心病心绞痛的疗效分析 . 现代实用医学，2018, 30 (10) : 1368-1370.

［11］陈瑶，刘青青，肖雨婷 . 注射用头孢美唑钠与 2 种药物配伍稳定性考察 . 中国药房，2012,23 (18) : 1679-1681.

［12］邓玲，张俊红，刘雪 . 长春西汀注射液与注射用丹参多酚酸盐存在配伍禁忌 . 临床合理用药杂志，2013, 6 (26) : 90.

［13］丁家荣，谌卫，殷晶晶，等 . 丹参多酚酸盐对实验性小鼠草酸钙结晶生成的影响 . 临床肾脏病杂志，2014, 14: 404-307.

［14］董鹏欣，樊迪，韩晟，等 . 注射用丹参多酚酸盐治疗不稳定型心绞痛的循证药物经济学研究 . 药品评价，2016, 13 (20) : 18-21, 30.

［15］窦芳，乔逸，胡冬梅，等 . 注射用丹参多酚酸盐致冠心病患者高热寒颤 1 例 . 中国药师，2018, 21 (03) : 466-467.

［16］段雪云，李剑敏，熊隽 . 注射用丹参多酚酸盐的临床应用分析 . 药物流行病学杂志，2013,22 (11) : 591-593.

［17］冯双，胡明 . 丹参川芎嗪注射液对比丹参多酚酸盐注射液治疗冠心病心绞痛的药物经济学评价 . 药学实践杂志，2018, 36 (2) : 147-155.

［18］傅鹏，黄雪强，原爱红，等 . 丹参多酚酸盐联合前列地尔、谷胱甘肽延缓慢性肾脏病患者肾功能减退的小样本随机对照研究 . 中西医结合学报，2012, 10 (6) : 641-646.

［19］富超，徐春阳．丹参多酚酸盐治疗老年冠心病合并心力衰竭的临床评价．中国保健营养，2018, 28 (31)：80.

［20］高蕊，张颖，王书臣．丹参酚酸盐在健康志愿者的药代动力学和药效学研究．中国临床药理学与治疗学，2004, 9 (11)：1209–1212.

［21］龚春燕，申国庆，陈玲．复方丹参注射液不宜与氟罗沙星葡萄糖注射液配伍应用．江苏药学与临床研究，2004 (S1)：27–28.

［22］管燕，刘兵，廖小娟．丹参多酚酸盐辅助治疗不稳定型心绞痛有效性和安全性的系统评价．中国医药指南，2013, 11 (19)：50–52.

［23］郭惠芳．丹参多酚酸盐（注射用）治疗老年冠心病心绞痛患者有效性和安全性分析．临床医药文献电子杂志，2018, 5 (93)：36–37.

［24］郭闻渊，滕飞，宋少华，等．丹参多酚酸盐抑制库普弗细胞活化减轻肝脏再灌注损伤．上海医学，2010, 33 (7)：644–648.

［25］郭毅，田进文，薛桥，等．丹参多酚酸盐治疗冠心病的临床疗效及安全性．健康大视野，2018 (10)：40.

［26］国家卫生计生委合理用药专家委员会，中国药师协会．冠心病合理用药指南（第2版）．中国医学前沿杂志（电子版），2018, 10 (6)：1–130.

［27］国家卫生计生委合理用药专家委员会，中国药师协会．心力衰竭合理用药指南（第2版）．中国医学前沿杂志（电子版），2019, 11 (7)：1–78.

［28］国家卫生健康委关于开展药品使用监测和临床综合评价工作的通知．国卫药政函〔2019〕80号．

［29］国家药典委员会．中华人民共和国药典（2015年版）第四部．北京：中国医药科技出版社，2015: 通则.

［30］何婉霞，朱冠男．高通量血液透析联合丹参多酚酸盐注射液对糖尿病肾病患者氧化应激及微炎症状态的影响．现代中西医结合杂志，2019, 28 (11)：1207–1210.

［31］何训，吕世文，郭佳奕．丹参多酚酸盐治疗冠心病的临床疗效及安全性．中国临床药理学杂志，2016 (2)：105–107.

［32］洪序溪．丹参多酚酸盐联合曲美他嗪治疗冠心病心绞痛的效果及安全性．中外医学研究，2017, 15 (35)：25–26.

［33］黄冠琼．丹参多酚注射液治疗糖尿病周围神经病变的临床观察．海峡药学，2015, 27 (4)：114–115.

［34］黄玲玲．注射用丹参多酚酸盐与盐酸罂粟碱存在配伍禁忌．当代护士（上旬刊），2016 (3)：117.

［35］黄铁英，石苏英，周黎琴．注射用丹参多酚酸盐的稳定性再评价．中国生化药物杂志，2016, 3 (36)：157–159.

［36］蒋丽琼，卢元．丹参多酚酸盐对人肾小管上皮细胞血管性血友病因子裂解酶表达的影响．临床肾脏病志，2013, 13: 325–328.

［37］蒋晓芸，戎兰，夏婷婷，等．丹参多酚酸调节NOD样受体家族包含pyrin结构域蛋白3炎性小体活性治疗小鼠结肠炎的机制．中华消化杂志，2017, 37 (9)：619–623.

[38] 蒋晓芸. 丹参多酚酸盐注射液治疗缺血性结肠炎的临床研究. 中国医药科学, 2018, 8 (24): 32–34, 42–44

[39] 孔飞飞, 沈洁, 郭良君, 等. 不合理应用注射用丹参多酚酸盐致皮肤过敏一例. 中国医药, 2014 (9): 1392–1392.

[40] 黎晓莉, 何亦龙, 陈利玲, 等. 丹参多酚酸盐在矽肺合并肺心病急性发作期的疗效观察. 世界中医药, 2014, 9 (4): 446–448.

[41] 李兵, 李宵, 马雪亮, 等. 丹参多酚酸盐对大鼠离体心脏缺血再灌注损伤的保护作用及机制研究. 中国中医急症, 2018, 27 (5): 854–857.

[42] 李光彩, 姚宗芹, 杨国树, 等. 丹参多酚酸盐对急诊 PCI 患者术后 MDA、NADPH 氧化酶 P22phox 活性的影响. 中国医学创新, 2015, 12: 35–37.

[43] 李红梅, 冯品, 张万玲. 丹参多酚酸盐联合阿托伐他汀治疗老年急性心肌梗死对氧化应激损伤及炎性因子的影响. 河北医药, 2017, 39 (12): 1842–1844, 1847.

[44] 李洪书, 赵雅玲, 余卢妹. 多措施联合预防妇科术后下肢深静脉血栓的临床研究. 河南医学研究, 2018, 27 (5): 806–808.

[45] 李慧. 注射用丹参多酚酸盐致皮疹 1 例. 药物流行病学杂志, 2011, 20 (1): 41.

[46] 李君, 杨茜, 董健, 等. 3 种方案治疗冠心病心绞痛的临床疗效和成本 – 效果分析. 中西医结合心脑血管病杂志, 2016, 14 (22): 2664–2666.

[47] 李培军, 肇玉明. 2011—2013 年我院含丹参及丹参活性成分的药物应用分析. 中国现代药物应用, 2014 (11): 178–181.

[48] 李爽, 梁莉, 刘俊, 等. 注射用丹参多酚酸盐与盐酸法舒地尔注射液存在配伍禁忌. 中华肺部疾病杂志 (电子版), 2013, 6 (5): 415.

[49] 李新国, 赵娟. 丹参多酚酸盐联合西药对慢性心力衰竭患者心功能及炎性因子水平的影响. 临床医学研究与实践, 2018, 3 (2): 7–8, 11.

[50] 李玉真, 魏福玲. 注射用丹参多酚酸盐与盐酸昂丹司琼存在配伍禁忌. 临床合理用药杂志, 2012 (3): 70.

[51] 廖小娟, 阎敏, 邓宇豪, 等. 注射用丹参多酚酸盐致不良反应 1 例. 中国药师, 2016, 19 (06): 1142–1143.

[52] 林丽红, 苏治玉. 丹参多酚注射液治疗糖尿病周围神经病变的效果观察. 内蒙古中医药, 2014, 33 (36): 1–2.

[53] 林能波, 郑炜华, 林永欢. 磷酸肌酸钠联合丹参多酚酸盐治疗冠心病心力衰竭疗效观察. 海峡药学, 2017, 29 (12): 189–190.

[54] 林萍. 心脑血管病危险因素的植物药干预及配伍变化. 实用心脑肺血管病杂志, 2009, 17 (10): 897–898.

[55] 林小明. 丹参注射剂的配伍稳定性研究. 中国药物评价, 2016, 33 (1): 20–23.

[56] 林杨闯, 余祖善. 丹参多酚酸盐辅助治疗对急性冠脉综合征患者血小板膜糖蛋白 CD62p 和 CD63 水平的影响及疗效观察. 中国药师, 2016, 19 (12): 2335–2336, 2338.

[57] 林尧, 彭汉芬. 注射用丹参多酚酸盐治疗急性脑梗死的临床疗效. 临床合理用药杂志, 2018, 11 (36): 51–53.

［58］刘爱根 . 注射用丹参多酚酸盐联合瑞舒伐他汀治疗冠心病合并慢性心力衰竭的临床疗效观察 . 临床医药文献电子杂志, 2019, 6 (A4)：112–113.

［59］刘国涛, 陈巧, 金丽明, 等 . 丹参多酚酸盐联合聚维酮碘预防大鼠术后肠粘连 . 浙江中西医结合杂志, 2015, 25 (6)：538–541.

［60］刘嘉丽, 郭应军, 孟繁甦, 等 . 丹参多酚酸盐联合低分子肝素钙治疗 ICU 气滞血瘀型下肢深静脉血栓患者的临床疗效观察 . 广州中医药大学学报, 2019, 36 (2)：192–196.

［61］刘军 . 中药注射液治疗急性脑梗死的成本 – 效果分析 . 天津药学, 2016, 28 (3)：8–10.

［62］刘林 . 丹参多酚酸盐联合曲美他嗪治疗 100 例冠心病心绞痛的效果及安全性 . 中国保健营养, 2019, 29 (31)：5.

［63］刘施, 吴嘉瑞, 蔺梦娟, 等 . 基于 Meta 分析的注射用丹参多酚酸盐治疗急性脑梗死临床评价研究 . 药物流行病学杂志, 2017, 26 (4)：248–255.

［64］刘伟 . 丹参多酚酸盐联合缬沙坦对高血压肾病的治疗作用探讨 . 心血管病防治知识 (学术版), 2018 (12)：8–9.

［65］刘伟娜, 杜秀芳, 张梅兰, 等 . 丹红注射液与维生素 B6 注射液配伍液中酚酸类成分的稳定性考察 . 河北医科大学学报, 2009, 30 (6)：582–584.

［66］鲁雅琴, 王颖, 陈军 . 丹参多酚酸盐治疗脑梗死疗效的系统评价 . 兰州：2013 中国康复医学会第十届康复治疗学术年会论文集, 2013: 899–906.

［67］陆月兰 . 注射用奥美拉唑钠与注射用丹参多酚酸盐存在配伍禁忌 . 中华现代护理杂志, 2011, 17, 9: 1074.

［68］路中先, 仲月霞, 班菲, 等 . 注射用泮托拉唑钠与注射用丹参多酚酸盐存在配伍禁忌 . 齐鲁护理杂志, 2011, 17 (12)：20.

［69］罗利雄, 刘大平, 夏凤群 . 注射用丹参多酚酸盐与门冬氨酸钾镁注射液存在配伍禁忌 . 西南国防医药, 2011, 21 (12)：1362.

［70］罗培, 刘冬梅, 房建斌, 等 . 低分子肝素联合华法林及丹参多酚酸盐治疗中、低危急性肺栓塞患者的疗效 . 贵州医科大学学报, 2017, 42 (1)：97–100, 104.

［71］罗小丹, 杨开杰, 黄载文, 等 . 丹参多酚酸盐联合常规治疗急性脑梗死疗效及对血清白介素 –6 影响观察 . 中国药师, 2017, 20 (8)：1403–1405.

［72］罗晓菡 . 丹参多酚酸盐联合米力农治疗慢性肺心病心力衰竭临床疗效分析 . 临床和实验医学杂志, 2013, 12 (22)：1819–1821.

［73］吕林林, 安姿旖, 梁家健, 等 . 丹参多酚酸盐对过氧化氢诱导人内皮细胞 EA. hy926 氧化应激损伤的保护作用及机制 . 中国病理生理杂志, 2019, 35 (5)：865–872.

［74］吕世文, 郭佳奕, 朱亚兰 . 三级甲等医院注射用丹参多酚酸盐使用情况分析 . 中国医药导报, 2014, 11 (36)：96–99.

［75］梅江涛, 戴先文 . 牵引推拿配合丹参多酚酸盐治疗椎动脉型颈椎病 35 例 . 陕西中医, 2013 (2)：91–92.

［76］苗常青, 刘鹏, 李正仪 . 丹参多酚酸盐对脑缺血再灌注损伤大鼠 Ang–2 的影响 . 中西医结合心脑血管病杂志, 2018, 16 (20)：2960–2962.

［77］苗常青, 刘鹏 . 注射用丹参多酚酸盐在大鼠脑缺血再灌注损伤中的作用机制 . 中西医结合心

脑血管病杂志, 2018, 16 (18): 2627-2630.

[78] 苗阳, 高铸烨, 徐凤芹, 等. 丹参多酚酸盐治疗冠心病心绞痛(心血瘀阻证)的临床研究. 中药新药与临床药理, 2006 (2): 140-144.

[79] 莫媛玉. 复方丹参注射液与三种药物配伍的观察体会. 桂林医学院学报, 1996 (S1): 97-98.

[80] 穆德广, 金发光, 楚东岭, 等. 丹参多酚酸盐对急性肺损伤防治作用的实验研究. 实用医学杂志, 2010, 26 (15): 2717-2719.

[81] 帕力达·克立木, 白婷迪娜, 冒文娟. 丹参多酚酸盐联合甲钴胺对糖尿病周围神经病变患者血清 IGF-1 IGFBP-1 BDNF MBP 及周围神经传导速度的影响. 河北医学, 2018, 24 (7): 1104-1108.

[82] 潘阳新, 陈健, 钟水生, 等. 丹参多酚酸盐联合阿斯匹林治疗急性脑梗死对照研究. 临床心身疾病杂志, 2016, 22 (1): 13-14.

[83] 秦军燕, 王琛, 杨婧, 等. 5/6 肾切除大鼠残肾组织 HIF-1α、nNOS 蛋白表达及丹参多酚酸盐的作用机制. 中华肾脏病杂志, 2014 (2): 147-148.

[84] 任贤, 谢楠, 徐向阳, 等. 注射用丹参多酚酸盐与 21 种临床常用药品配伍稳定性研究. 中国药业, 2012, 21 (2): 22-25.

[85] 山缨, 范维琥, 戚文航, 等. 注射用丹参多酚酸盐治疗老年稳定型心绞痛的临床研究. 中华老年心脑血管病杂志, 2013, 15 (2): 135-138.

[86] 尚佳, 曲凌光, 葛利军. 磷酸肌酸联合丹参多酚酸盐治疗冠心病心力衰竭的疗效观察. 北方药学, 2014, 11 (12): 74-75.

[87] 邵命海, 王琛, 杨婧, 等. 丹参多酚酸盐对慢性肾功能衰竭大鼠肾功能和肾内氧耗的影响. 上海中医药大学学报, 2012, 26 (3): 66-69.

[88] 沈继龙, 朱克军, 李增男, 等. 丹参多酚酸盐预处理对大鼠心肌缺血再灌注损伤的防护作用. 临床心血管病杂志, 2012, 28 (9): 707-710.

[89] 沈伟, 欧洋, 孙晟甲, 等. 丹参多酚酸盐治疗冠脉介入围手术期 PCI 相关心肌损伤的单中心、随机对照试验. 中国中西医结合杂, 2019, 39 (4): 412-417.

[90] 石清, 程康, 田季雨. 丹参多酚酸盐联合氯吡格雷对急性冠脉综合征病人心功能、内皮功能、炎症因子的影响. 中西医结合心脑血管病杂志, 2017, 15 (23): 3026-3029.

[91] 石亚飞, 闫荟, 孙世光, 等. 两种丹参类中药注射剂治疗冠心病心绞痛的系统评价及其药物经济学分析. 中国循证医学杂志, 2014, 14 (3): 287-291.

[92] 史录文, 朱文涛, 吴晶, 等. 中成药药物经济学评价技术手册. 北京: 中国协和医科大学出版社, 2019.

[93] 宋少华, 郭闻渊, 傅志仁, 等. 供肝丹参多酚酸盐预处理减轻受体大鼠肝移植术后胆道损伤. 第二军医大学学报, 2010, 31 (2): 136-139.

[94] 苏洽玉. 注射用丹参多酚酸盐致严重不良反应 1 例. 中国医院药学杂志, 2015, 35 (20): 1889-1890.

[95] 唐辉. 评价注射用丹参多酚酸盐治疗冠心病心绞痛的疗效. 中国卫生标准管理, 2014, 15: 86-88.

[96] 唐群中, 张学频, 陈学智, 等. 丹参多酚酸盐联合阿托伐他汀对老年急性冠脉综合征患者经

皮冠状动脉介入治疗术后血管内皮功能及炎性因子的影响.中国介入心脏病学杂志,2015,23(5):282-285.

[97] 陶佳.丹参多酚酸盐治疗冠心病的临床疗效及安全性.饮食保健,2019,6(1):88.

[98] 滕飞,傅志仁,孙克彦,等.丹参多酚酸盐对小鼠肝脏缺血再灌注后肺损伤的保护作用.解放军医学杂志,2011,36(11):1171-1174.

[99] 田柳,周磊,于文敏,等.丹参多酚酸盐治疗冠心病的临床疗效及安全性.家庭医药,2017(10):75-76.

[100] 田璐璐,周陶然,吴涓,等.注射用丹参多酚酸盐致不良反应1例.药物流行病学杂志,2015,24(9):566-567.

[101] 田绍巍,袁柏欣,陈浩,等.丹参多酚酸盐联合低分子肝素钙治疗ICU气滞血瘀型下肢深静脉血栓患者的临床疗效观察.双足与保健,2019(20):89-90.

[102] 田书霞,阎姝,李岩,等.丹参多酚酸盐辅助治疗急性胰腺炎的临床观察.中国中西医结合外科杂志,2015(2):19-21.

[103] 王春红.冠心病患者应用丹参多酚酸盐治疗的效果及安全性分析.中国现代药物应用,2019,13(10):85-86.

[104] 王海洋,谢雁鸣,姜俊杰,等.真实世界中注射用丹参多酚酸盐对肾功能影响的安全性分析.中国药物警戒,2016,13(8):452-455.

[105] 王辉,康志龙.丹参多酚酸盐在溃疡性结肠炎治疗中临床应用.临床消化病杂志,2014,26(6):343-345.

[106] 王琳琳,卫志锋,潘星.丹参多酚酸盐联合缬沙坦对高血压肾病病人血压及生化指标的影响.中西医结合心脑血管病杂志,2016,14(8):894-896.

[107] 王琳琳,卫志锋,潘星.高血压肾病采用丹参多酚酸盐联合缬沙坦治疗对临床症状及实验室指标的影响分析.陕西中医,2016,37(2):158-160.

[108] 王强,张一,李璐,等.丹参多酚酸盐对缺血再灌注大鼠脑组织中CAT、XO及NO的影响.中国血液流变学杂志,2010(4):552-524.

[109] 王强,张一,王榕,等.丹参多酚酸盐对缺血再灌注损伤大鼠脑组织BDNF和GDNF的影响.卒中与神经疾病,2013,20(5):272-274.

[110] 王蓉,潘沛,王彧杰,等.丹参多酚酸盐对肝纤维化大鼠NF-κB和IκBα表达的影响.中国新药与临床杂志,2011,30(1):51-55.

[111] 王诗颖,方海姬,谷娜,等.注射用丹参多酚酸盐联合常规西药治疗急性脑梗死有效性和安全性的系统评价.中国医院用药评价与分析,2019,19(7):860-864,868.

[112] 王文林,吴敏,赵艳花,等.两种中药注射剂辅助治疗冠心病心衰的成本-效果分析.中国药房,2015,26(26):3614-3616.

[113] 王艳霞.注射用丹参多酚酸盐与注射用兰索拉唑存在配伍禁忌.中国误诊学杂志,2011,11(15):3728.

[114] 王逸平,宣利江.中药现代化的示范性成果——丹参多酚酸盐及其注射用丹参多酚酸盐的研究与开发.中国科学院院刊,2005(5):377-380.

[115] 王莹.丹参多酚对急性心肌梗死患者疗效分析.中国血液流变学杂志,2012,22(4):590-

591.

[116] 王元真，陈兴强，赵汉儒．丹参多酚酸盐、前列地尔、谷胱甘肽三联疗法治疗慢性肾功能
衰竭疗效及对患者 eGFR 水平的影响．陕西医学杂志，2018, 47 (10)：1343–1345.

[117] 王振宇，童奥，唐红．丹参酮ⅡA 磺酸钠与氯化钾存在配伍禁忌．护理学报，2009, 16 (2)：73.

[118] 王忠壮．注射用丹参多酚酸盐与 12 种溶剂的稳定性考察．中国药师，2009, 12 (6)：774–
776.

[119] 文佳．丹参多酚酸盐中药现代化的结晶体．中国医药指南，2006 (3)：118.

[120] 吴胜贤．丹参多酚酸盐联合依达拉奉治疗急性缺血性脑卒中的临床疗效．东方食疗与保健，
2017 (3)：205.

[121] 吴妍，耿魁魁，史天陆，等．注射用丹参多酚酸盐成品输液的稳定性．安徽医药，2018,
22(6)：1203–1206.

[122] 武向鹏，崔薇．丹参多酚酸盐对肝硬化门静脉高压抑制作用的研究．天津中医药，2018,35
(12)：947–950.

[123] 夏丽军，陈伟东，吴跃明．丹参多酚酸盐辅助治疗急性冠脉综合征的临床疗效观察及其对
hs–CRP、IL–6 的影响．中国中医药科技，2017, 24 (1)：4–5, 8.

[124] 肖洁，胡明．丹参川芎嗪注射液对比丹参多酚酸盐注射液治疗脑梗死的临床疗效及药物经
济学评价．中国循证心血管医学杂志，2016, 8 (10)：1171–1176.

[125] 肖普，马曹，王蔚蔚，等．注射用丹参多酚酸盐治疗冠心病心绞痛（心血瘀阻证）的有效性
和安全性观察．中西医结合心血管病电子杂志，2016, 4 (23)：133, 135.

[126] 谢军，韩造木，尹琬凌．丹参多酚酸盐对刀豆蛋白 A 诱导小鼠免疫性肝损伤的保护作用．
中药材，2017, 40 (11)：2686–2688.

[127] 熊涛，吴兴军，王逸平．丹参多酚酸盐抑制低密度脂蛋白氧化修饰．中药药理与临床，
2004(4)：7–10.

[128] 徐曼，王逸平，孙伟康，等．丹参多酚酸盐对大鼠慢性肾衰时肾功能及内源性内皮素释放
的影响．中国药理学与毒理学杂志，2001 (1)：39–42.

[129] 徐月启．21 例注射用丹参多酚酸盐致过敏性反应的分析．中国卫生标准管理，2016, 7 (18)：
143–144.

[130] 许广燕，谷娜，邹杰，等．注射用丹参多酚酸盐治疗冠心病心绞痛的系统评价．中国医院用
药评价与分析，2017 (12)：1667–1670, 1674.

[131] 薛丽，欧书林，鲍宏刚，等．丹参多酚酸盐治疗不稳定型心绞痛疗效观察．中国循证心血管
医学杂志，2017, 9 (07)：851–853.

[132] 闫婧琦．观察丹参多酚酸盐注射液治疗冠心病的临床疗效及安全性．养生保健指南，2019
(9)：67.

[133] 闫奎坡，朱翠玲，孙彦琴，等．丹参多酚酸盐注射液治疗不稳定型心绞痛的 Meta 分析．中
国中医急症，2015, 24 (5)：771–774.

[134] 闫文珍，黄淑田．磷酸肌酸钠联合丹参多酚酸盐治疗冠心病心力衰竭疗效观察．中国基层
医药，2015 (18)：2827–2829.

[135] 颜平，罗心平，施海明，等．丹参多酚酸盐对血小板功能影响的临床研究．现代中西医结合

杂志, 2005, (16)：2092-2094.

［136］杨丹红，叶再元，何徐军，等. 丹参多酚酸盐对实验性肝硬化大鼠肠黏膜屏障功能的改善作用. 中国临床药理学与治疗学, 2010, 15 (7)：758-763.

［137］杨丹红，叶再元，金波，等. 丹参多酚酸盐对实验性肝硬化大鼠肝组织 TNF-α 和 IL-6 mRNA 的表达影响. 中华中医药学刊, 2013, 31 (6)：1297-1300.

［138］杨玲玲，朵德龙，严英俊，等. 我院 2015—2017 年中药注射剂应用分析. 临床合理用药杂志, 2019 (19)：7-8.

［139］杨文波. 3 种丹参复方制剂治疗冠心病心绞痛的最小成本分析. 中国药房, 2012, 23 (38)：3557-3559.

［140］叶科. 低分子肝素联合丹参多酚酸盐预防下肢骨折术后深静脉血栓形成临床效果观察. 吉林医学, 2015, 36 (6)：1060-1062.

［141］于艳雪，王晨，刘光辉. 注射用丹参多酚酸盐不良反应文献概述. 中国药物滥用防治杂志, 2017, 23 (02)：115, 118.

［142］余晓丹，李铮. 丹参多酚酸盐联合降纤酶治疗急性次大面积肺血栓栓塞. 血栓与止血学, 2017, 23 (1)：73-76.

［143］虞濛濛. 注射用丹参多酚酸盐与注射用阿莫西林钠氟氯西林钠存在配伍禁忌. 中华现代护理杂志, 2011, 17 (22)：2712-2712.

［144］翟燕燕，焦丽强. 注射用丹参多酚酸盐治疗不稳定型心绞痛 56 例临床观察. 河北中医, 2013 (11)：1687-1688.

［145］张彬，谢庆平，陈盛. 丹参多酚酸盐预防小型猪 DIEP 皮瓣血管危象的实验研究. 浙江医学, 2014, 36 (6)：494-496.

［146］张春贞. 丹参多酚酸盐配合麝香保心丸治疗冠心病心绞痛疗效及不良反应分析. 中西医结合研究, 2017, 9 (4)：196-197.

［147］张红柳. 注射用丹参多酚酸盐与马来酸桂哌齐特注射液存在配伍禁忌. 华北国防医药, 2011, 8, 22 (4)：138.

［148］张辉，张杨，杨蓉，等. 丹参多酚酸盐对急性冠脉综合征患者炎症因子影响的相关研究. 中国中西医结合杂志, 2013, 33 (5)：598-601.

［149］张俊华，孙鑫. 循证中医药学. 上海：上海科学技术出版社, 2018: 10, 184-186.

［150］张梅兰，王丽英，张建瑞，等. 丹红注射液与几种临床常用药物配伍的稳定性研究. 河北医药, 2008 (9)：1422-1423.

［151］张五松. 阿托伐他汀与丹参多酚联合治疗慢阻肺合并肺动脉高压的临床疗效. 内蒙古医学杂志, 2019, 51 (4)：439-440.

［152］张晓雷，陈俊华，郭春霞，等. 丹参多酚酸盐的药理作用研究. 世界临床药物, 2013 (5)：292-297.

［153］张新超，于学忠，陈凤英，等. 急性冠脉综合征急诊快速诊治指南 (2019). 中国急救医学, 2019, 39 (04)：301-308.

［154］张艳萍. 乳酸环丙沙星与注射用丹参多酚酸盐存在配伍禁忌. 中国美容医学杂志, 2011, 20 (z5)：298.

[155] 张颖，高蕊，刘建勋，等．丹酚酸 B 在冠心病血瘀证患者中的药代动力学研究．中药药理与临床，2010, 26 (6)：22-24.

[156] 张勇．丹参多酚酸盐对急性冠脉综合征血清炎性因子的影响及临床疗效观察．国外医药（抗生素分册），2014, 35 (5)：230-232.

[157] 张玉方，秦宗磊，刘俊，等．4 种丹参制剂治疗冠心病心绞痛的药物经济学研究．重庆医学，2016, 45 (8)：1081-1083.

[158] 张兆旺．中药药剂学．北京：中国中医药出版社，2003: 228.

[159] 张志琴．不同丹参制剂治疗缺血性脑卒中的药物经济学分析．中国民间疗法，2019, 27 (9)：43-44.

[160] 赵忧，王强．注射用丹参多酚酸盐治疗胸痹 1 例．吉林中医药，2010, 30 (7)：615.

[161] 赵丽艳，龙海霞，赵健，等．丹参多酚酸盐联合丁苯酞治疗急性脑梗死的疗效及对血液流变学的影响．中西医结合心脑血管病杂志，2018, 16 (18)：2757-2759.

[162] 赵妍，杨春生，田冲．丹参多酚酸盐联合鼠神经生长因子治疗脊髓损伤临床研究．中国药业，2018, 27 (22)：62-65.

[163] 中国科学院院刊编辑部．2013 年度中国科学院杰出科技成就奖简介．中国科学院院刊，2014, 29 (2)：264-266.

[164] 中国医师协会急诊医师分会，中华医学会心血管病学分会，中华医学会检验医学分会，等．急性冠脉综合征急诊快速诊疗指南．中华急诊医学杂志，2016, 25 (4)：397-404.

[165] 中国中西医结合学会神经科专业委员会．中国脑梗死中西医结合诊治指南 (2017)．中国中西医结合杂志，2018, 38 (2)：136-144.

[166] 中华医学会神经病学分会，中华医学会神经病学分会脑血管病学组．中国急性缺血性脑卒中诊治指南 2018．中华神经科杂志，2018, 51 (9)：666-682.

[167] 中华医学会心血管病学分会介入心脏病学组，中华医学会心血管病学分会动脉粥样硬化与冠心病学组，中国医师协会心血管内科医师分会血栓防治专业委员会，等．稳定性冠心病诊断与治疗指南．中华心血管病杂志，2018, 46 (9)：680-694.

[168] 中华医学会心血管病学分会心力衰竭组，中国医师协会心力衰竭专业委员会，中华心血管病杂志编辑委员会．中国心力衰竭诊断和治疗指南 2018．中华心血管病杂志，2018, 46 (10)：760-789.

[169] 钟晓莉，龙苗，贾坤林．丹参多酚酸盐联合百令胶囊对老年急性加重期慢性阻塞性肺疾病患者的疗效及对凝血指标和生命质量的影响．世界中医药，2018, 13 (4)：838-841.

[170] 周保祥．丹参多酚酸盐治疗冠心病心绞痛（心血瘀阻）临床疗效及对血液流变学影响．中国中医基础医学杂志，2014, 20 (10)：1388-1390.

[171] 周忻，郭代红，朱曼，等．注射用丹参多酚酸盐在糖尿病患者中的临床应用观察研究．中国药物应用与监测，2014, 11 (3)：142-145.

[172] 朱艺平．静脉滴注注射用丹参多酚酸盐致过敏性休克 1 例．中国现代应用药学，2016, 33(9)：1213-1214.

[173] 朱映雪，孙秀珍，李翠红．注射用丹参多酚酸盐不良反应 2 例．北方药学，2015, 12 (10)：112-113.

[174] Chang CZ, Wu SC, Kwan AL, et al. Magnesium lithospermate B alleviates the production of en-dothelin–1 through an NO–dependent mechanism and reduces experimental vasospasm in rats. Acta Neurochir, 2011 (153) : 2211–2217.

[175] Chang CZ, Wu SC, Kwan AL. Magnesium lithospermate B, an active extract of salvia miltior-rhiza, mediates sGC/cGMP/PKG translocation in experimental vasospasm. Bio Med Research International, 2014, 2014: 272101.

[176] Chen CG, Wang YP. Magnesium lithospermate B ameliorates renal cortical microperfusion in rats. Acta Pharmacol Sin, 2006, 27: 217–222.

[177] Chen L, Wang WY, Wang YP. Inhibitory effects of lithospermic acid on proliferation and migra-tion of rat vascular smooth muscle cells. Acta Pharmacologica Sinica, 2009 (30) : 1245–1252.

[178] Chen YH, Du GH, Zhang JT. Salvianolic acid B protects brain against injuries caused by isch-emia–reperfusion in rats. Acta Pharmacol Sin, 2000, 21: 463–466.

[179] Chen YJ, Lo YH, Chen YT, et al. Magnesium lithospermate B improves metabolic changes in high–fat diet–fed rats with metabolic syndrome. J Funct Foods, 2015, 14: 163–173.

[180] Chen YL, Hu CS, Lin FY, et al. Salvianolic acid B attenuates cyclooxygenase–2 expression in vitro in LPS–treated human aortic smooth muscle cells and in vivo in the apolipoprotein–E–de-ficient mouse aorta. J Cell Biochem, 2006, 98: 618–631.

[181] Cui H, Li XY, Gao XW, et al. A Prospective randomized multicenter controlled trial on salviano-late for treatment of unstable angina pectoris in a chinese elderly population. Chinese Journal of Integrative Medicine, 2019, 25 (10) : 728–735.

[182] Dong PX, Hu Hao, Guan XD, et al. Cost–consequence analysis of salvianolate injection for the treatment of coronary heart disease. Chin Med, 2018, 13: 28.

[183] Durairajan SS, Yuan Q, Xie L, et al. Salvianolic acid B inhibits Abeta fibril formation and disag-gregates preformed fibrils and protects against Abeta–induced cytotoxicty. Neurochem Int, 2008, 52: 741–750.

[184] Group of Guideline for Comprehensive Evaluation of Medicine in China.Guideline for compre-hensive evaluation of medicine in China. Drug Evaluation, 2011, 8 (18) : 6–22.

[185] Hana BB, Zhang X, Zhang QY, et al. Protective effects of salvianolate on microvascular flow in a porcine model of myocardial ischaemia and reperfusion. Archives of Cardiovascular Disease, 2011 (104) : 313–324.

[186] Hur KY, Kim SH, Choi MA, et al. Protective effects of magnesium lithospermate B against dia-betic atherosclerosis via Nrf2–ARE–NQO1 transcriptional pathway. Atherosclerosis, 2010 (211) : 69–76.

[187] Hur KY, Seo HJ, Kang ES, et al. Therapeutic effect of magnesium lithospermate B on neointimal formation after balloon–induced vascular injury. European Journal of Pharmacology, 2008 (586) : 226–233.

[188] Jia JY, Lu YL, Li XC, et al. Pharmacokinetics of depside salts from salvia miltiorrhiza in healthy Chinese volunteers: A randomized, open–label, single–dose study. Curr Ther Res, 2010, 71:

260–271.

[189] Jiang F, Mao Y, Liu H, et al. Magnesium lithospermate B protects neurons against amyloid beta (1–42) –induced neurotoxicity through the NF–kappaB pathway. Neurochem Res, 2015, 40: 1954–1965.

[190] Kang ES, Lee GT, Kim BS, et al. Lithospermic acid B ameliorates the development of diabetic nephropathy in OLETF rats. Eur J Pharmacol, 2008, 579: 418–425.

[191] Kathy KW, Au–Yeung, Karmin O, et al. Magnesium tanshinoate B protects endothelial cells against oxidized lipoprotein–induced apoptosis. Canadian journal of physiology and pharmacology, 2007, 85 (11) : 1053–1062.

[192] Kim DH, Park SJ, Kim JM, et al. Cognitive dysfunctions induced by a cholinergic blockade and Abeta 25–35 peptide are attenuated by salvianolic acid B. Neuropharmacology, 2011, 61: 1432–1440.

[193] Kim SH, Kim SH, Choi M, et al. Natural therapeutic magnesium lithospermate B potently protects the endothelium from hyperglycaemia–induced dysfunction. Cardiovasc Res, 2010 (87) : 713–722.

[194] Lee BW, Chun SW, Kim SH, et al. Lithospermic acid B protects β –cells from cytokine–induced apoptosis by alleviating apoptotic pathways and activating anti–apoptotic pathways of Nrf2–HO–1 and Sirt1. Toxicology and applied pharmacology, 2011, 252 : 47–54.

[195] Lee GT. Delayed treatment with lithospermate B attenuates experimental diabetic renal injury. J Am Soc Nephrol, 2003, 14: 709–720.

[196] Li M, Zhao MQ, Kumar Durairajan SS, et al. Protective effect of tetramethylpyrazine and salvianolic acid B on apoptosis of rat cerebral microvascular endothelial cell under high shear stress. Clin Hemorheol Microcirc, 2008, 38: 177–187.

[197] Li Shen, Rende Xu, Jiasheng Yin, et al. Effects of salvianolate on myocardial perfusion after primary percutaneous catheter intervention in patients with ST–segment elevation myocardial infarction: a multicenter, randomized, double–blind, placebo–controlled study. Annals of Translational Medicine, 2020, 8 (18) : 1–12.

[198] Li X, Yu C, Lu Y, et al. Pharmacokinetics, tissue distribution, metabolism, and excretion of depside salts from Salvia miltiorrhiza in rats. Drug Metab Dispos, 2007, 35: 234–239.

[199] Li X, Yu C, Sun W, et al. Simultaneous determination of magnesium lithospermate B, rosmarinic acid, and lithospermic acid in beagle dog serum by liquid chromatography/tandem mass spectrometry. Rapid Commun Mass Spectrom, 2004, 18: 2878–2882.

[200] Li XF, Wang YP. Depside salts from Salvia miltiorrhiza improve myocardial microperfusion in rats using laser Doppler flowmetry. Acta Pharmacol Sin, 2007 (28) : 789–795.

[201] Lin SJ, Lee IT, Chen YH, et al. Salvianolic acid B attenuates MMP–2 and MMP–9 expression in vivo in apolipo–protein–E–deficient mouse aorta and in vitro in LPS–treated human aortic smooth muscle cells. J Cell Biochem, 2007 (100) : 372–384.

[202] Lin YL, Wu CH, Luo MH, et al. In vitro protective effects of salvianolic acid B on primary he-

patocytes and hepatic stellate cells. J Ethnopharmacol, 2006, 105: 215–222.

[203] Liu CL, Xie LX, Li M, et al. Salvianolic acid B inhibits hydrogen peroxide–induced endothelial cell apoptosis through regulating PI3K/Akt signaling. PLoS One, 2007, 2: e1321.

[204] Liu Lei, Li Jian, Zhang Yan, et al. Salvianolic acid B inhibits platelets as a P2Y12 antagonist and PDE inhibitor Evidence from clinic to laboratory. Thrombosis Research, 2014 (134) : 866–876.

[205] Liu P, Hu YY, Liu C, et al. Clinical observation of salvianolic acid B in treatment of liver fibrosis in chronic hepatitis B. World J Gastroenterol, 2002, 8: 679–685.

[206] Liu X, Chen R, Shang Y, et al. Superoxide radicals scavenging and xanthine oxidase inhibitory activity of magnesium lithospermate B from Salvia miltiorrhiza. Journal of Enzyme Inhibition and Medicinal Chemistry, 2009, 24 (3) : 663–668.

[207] Liu YL, Zhou XY, Xuan LJ. Magnesium lithospermate B ameliorates microcirculation perfusion in rats by promoting vascular NO production via activating the PI3K/AKT pathway. Acta Pharmacologica Sinica, 2019, 40 (8) : 1010–1018.

[208] Luo P, Tan Z, Zhang Z, et al. Inhibitory effects of salvianolic acid B on the high glucose–induced mesangial proliferation via NF–kappaB–dependent pathway. Biol Pharm Bull, 2008, 31: 1381–1386.

[209] Paik YH, Yoon YJ, Lee HC, et al. Antifibrotic effects of magnesium lithospermate B on hepatic stellate cells and thioacetamide–induced cirrhotic rats. Exp Mol Med, 2011, 43: 341–349.

[210] Pan CH, Chen CW, Sheu MJ, et al. Salvianolic acid B inhibits SDF–1alpha–stimulated cell proliferation and migration of vascular smooth muscle cells by suppressing CXCR4 receptor. Vascul Pharmacol, 2012, 56: 98–105.

[211] Pan RH, Xie FY, Chen HM, et al. Salvianolic acid B reverses the epithelial–to–mesenchymal transition of HK–2 cells that is induced by transforming growth factor–beta. Arch Pharm Res, 2011, 34: 477–483.

[212] Qu J, Ren X, Hou RY, et al. The protective effect of magnesium lithospermate B against glucose–induced intracellular oxidative damage. Biochem Biophys Res Commun, 2011, 411 (1) : 32–39.

[213] Tsai MK, Lin YL, Huang YT. Effects of salvianolic acids on oxidative stress and hepatic fibrosis in rats. Toxicol Appl Pharmacol, 2010, 242: 155–164.

[214] Tzen JT, Jinn TR, Chen YC, et al. Magnesium lithospermate B possesses inhibitory activity on Na+, K+–ATPase and neuroprotective effects against ischemic stroke. Acta Pharmacol Sin, 2007, 28: 609–615.

[215] Wang QL, Tao YY, Yuan JL, et al. Salvianolic acid B prevents epithelial–to–mesenchymal transition through the TGF–beta1 signal transduction pathway in vivo and in vitro. BMC Cell Biol, 2010, 11: 31.

[216] Wang W, Hu GY, Wang YP. Selective modulation of L–type calcium current by magnesium lithospermate B in guinea–pig ventricular myocytes. Life Sci, 2006 (78) : 2989–2997.

[217] Wang W, Wang YP, Sun WK, et al. Effects of magnesium lithospermate B on aggregation and

5–HT release in rabbit washed platelets. Acta Pharmacol Sin, 2000, 21 (9) : 859–863.

[218] Wu WY, Wang YP. Pharmacological actions and therapeutic applications of Salvia miltiorrhiza depside salt and its active components. Acta Pharmacologica Sinica, 2012 (33) : 1119–1130.

[219] Wu XJ, Wang YP, Wang W, et al. Free radical scavenging and inhibition of lipid peroxidation by magnesium lithospermate B. Acta Pharmacologica Sinica, 2000, 21: 855–858.

[220] Xu M, Wang YP, Luo WB, et al. Salvianolate inhibits proliferation and endothelin release in cultured rat mesangial cells. Acta Pharmacol Sin, 2001, 22: 629–633.

[221] Yan YY, Yang YH, Wang WW, et al. Post–Marketing Safety Surveillance of the Salvia Miltiorrhiza Depside Salt for Infusion: A Real World Study. PLoS One, 2017, 12 (1) : e0170182.

[222] Yang NZ, Ju AC, Li X, et al. Salvianolate injection in the treatment of acute cerebral infarction: A systematic review and a meta–analysis. Medicine (Baltimore), 2018, 97 (47) : e12374.

[223] Yang Ou, Sun SJ, Shi HM, et al. Protective effects of salvianolate on myocardial injury or myocardial infarction after elective percutaneous coronary intervention in NSTE–ACS patients: a randomized placebo–controlled trial. Chinese Journal of Integrative Medicine, 2020, 26 (9) : 656–662.

[224] Yao G, Xu L, Wu X, et al. Preventive effects of salvianolic acid B on transforming growth factor–beta1–induced epithelial–to–mesenchymal transition of human kidney cells. Biol Pharm Bull, 2009, 32: 882–886.

[225] Zhang H, Zhang J, Zha R, et al. Magnesium lithospermate B decreases (Ca^{2+}) i in endothelial cells by inhibiting K+ currents. European Journal of Pharmacology, 2011 (650) : 285–289.

[226] Zhang HF, Chen XQ, Hu GY, et al. Magnesium lithospermate B dilates mesenteric arteries by activating BKCa currents and contracts arteries by inhibiting KV currents. Acta Pharmacologica Sinica, 2010 (31) : 665–670.

[227] Zhang HS, Wang SQ. Salvianolic acid B from Salvia miltiorrhiza inhibits tumor necrosis factor–alpha (TNF–alpha) –induced MMP–2 upregulation in human aortic smooth muscle cells via suppression of NAD (P) H oxidase–derived reactive oxygen species. J Mol Cell Cardiol, 2006, 41: 138–148.

[228] Zhang MJ, Zhang MC, Zhang CY, et al. Effects of magnesium lithospermate B and its analogues on Ca2+ homeostasis in cultured rat thoracic aorta vascular smooth muscle cells. Planta Med, 2009 (75) : 1573–1579.

[229] Zhang N, Li Han, Xue YR, et al. The protective effect of magnesium lithospermate B on hepatic ischemia/reperfusion via inhibiting the Jak2/Stat3 signaling pathway. Frontiers in Pharmacology, 2019, 10: 620.

[230] Zhang R, Su DF, Xie X, et al. Magnesium lithospermate B protects cardiomyocytes from ischemic injury via inhibition of TAB1–p38 apoptosis signaling. Front Pharmacol, 2010, 24 (1) : 111.

[231] Zhou R, Gao J, Xiang C, et al. Salvianolic acid A attenuated myocardial infarction–induced apoptosis and inflammation by activating Trx. Naunyn Schmiede bergs Arch Pharmacol, 2020, 393 (6) : 991–1002.

附　录

附录 1　临床证据水平分级和推荐级别

推荐级别	证据等级	治疗 有效的/有用的/有害的	治疗 某药物较另一同类药物更优
A	1a	多个 RCT 的 SR，同质性好	多个比较传统治疗与新的治疗的 SR（同质性好）
	1b	单个 RCT（置信区间窄）	单个比较传统治疗与新的治疗的 RCT（重要临床指标的分析）
	1c	全或无	
B	2a	多个队列研究的 SR（同质性好）	单个比较传统治疗与新的治疗的 RCT（使用了经验证的替代指标）
	2b	单个队列研究（包括低质量 RCT，如随访率 < 80%）	比较相似或不同治疗的患者接受不同的药物和接受安慰剂处理的 RCT（使用临床上重要的或经验证的替代指标）
	2c	结局研究；生态学研究	
	3a	病例-对照研究的 SR（同质性好）	比较相似或不同的患者接受不同的药物和接受安慰剂处理的 RCT 亚组分析（使用临床上重要的或经验证的替代指标）
	3b	单个病例-对照研究	比较相似或不同的患者接受不同的药物和接受安慰剂处理的 RCT（使用未经证的替代指标）
C	4	病例系列研究（以及低质量病例对照研究及低质量队列研究）	使用重要临床指标的非随机研究（观察性研究和管理数据库研究）
D	5	未经明确阐述的批判性评价的专家观点或基于生理学、实验室研究或优先原则得出的理论	未经明确阐述的批判性评价的专家观点或基于生理学、实验室研究、或使用未经证实的替代指标的非随机研究

注：适应证有效性的证据评价标准采用牛津循证医学中心制定的证据水平评价标准（2002 年 3 月），将据水平 2b 以上作为纳入评价的质量标准

附录 2　RCT 研究文献特征摘录表

纳入研究	作者年份	研究地区	人群	例数 I/C	不良反应事件数(n/N) 研究组	不良反应事件数(n/N) 对照组	年龄（岁）I	年龄（岁）C	性别（M/F）I	性别（M/F）C	病程（年）I	病程（年）C	疾病类型	疾病分期	干预措施及剂量	对照措施及剂量	疗程	安全性结局指标
研究 1	肖普 2016	河南省郑州市	冠心病心绞痛患者	44/44	3/44	12/44	63.1±6.9	62.6±6.8	21/23	20/24	5.6±1.1	5.9±1.3	冠心病心绞痛	/	对照组措施＋注射用丹参多酚酸盐200mg，静脉注滴，1次/日	常规治疗	2 周	不良反应发生率
研究 2	薛丽丽 2017	北京市	冠心病不稳定型心绞痛患者	140/140	/	/	60.7±14.7	58.9±15.2	74/66	69/71	/	/	冠心病不稳定型心绞痛	/	对照组措施＋施＋丹参多酚酸盐150mg，静脉滴注，1次/日	常规治疗	15 天	不良反应发生次数
研究 3	林能波 2017	广东省汕头市	因冠心病引发心力衰竭患者	200/200	15/200	14/200	45.2±3.4	48.1±3.4	129/71	122/78	5.3±2.7	5.3±1.7	冠心病引发心力衰竭	/	对照组措施＋施＋丹参多酚酸盐200mg，静脉滴注，1次/日	常规治疗	2 周	不良反应产生率
研究 4	洪泽翼 2017	福建省泉州市	冠心病心绞痛患者	49/49	0/49	0/49	66.1±5.4	68.1±6.9	26/23	31/18	12.3±3.7	11.3±3.8	冠心病心绞痛	/	对照组措施＋施＋丹参多酚酸盐200mg，静脉滴注，1次/日	常规治疗＋曲美他嗪片，口服，每次20mg，3次/日	2 周	不良反应发生情况

纳入研究	研究作者年份	研究地区	人群	例数 I/C	不良反应事件数/样本量(n/N) 研究组	对照组	年龄(岁) I	C	性别(M/F) I	C	病程(年) I	C	疾病类型	疾病分期	干预措施及剂量	对照措施及剂量	疗程	安全性结局局指标
研究5	林杨闽 2016	浙江省台州市	急性冠脉综合征患者	45/44	3/45	2/44	67.1±6.7	66.9±6.1	27/18	24/20	1.0±0.2	1.0±0.2	急性冠脉综合征	/	对照组措施+注射用丹参多酚酸盐注射液200mg,静脉滴注,1次/日	常规治疗	2周	心脏缺血相关事件发生率及药品不良反应发生率
研究6	石涛 2017	陕西省西安市	急性冠脉综合征患者	93/93	8/93	10/93	60.21±3.97	59.43±3.65	54/39	50/43	/	/	急性冠脉综合征	/	对照组措施+丹参多酚酸盐200mg,静脉滴注,1次/日	氯吡格雷50mg,口服,1次/日	2周	不良反应发生次数
研究7	唐群中 2015	北京市	急性冠脉综合征患者	50/50	1/50	6/50	61.5±10.9	61.3±10.6	25/25	26/24	4.9±2.8	4.6±2.2	急性冠脉综合征	/	对照组措施+丹参多酚酸盐200mg/d,静脉滴注	常规治疗	2周/2月	主要不良心脏事件和不良反应发生情况
研究8	罗小丹 2017	广西壮族自治区钦州市	急性脑梗死患者	35/35	1/35	0/35	59.4±13.6	61.2±15.7	19/16	23/12	11.7±8.5	9.7±9.2	急性脑梗死	/	对照组措施+丹参多酚酸盐注射液200mg,静脉滴注,1次/日	常规治疗	2周	不良反应发生情况

续　表

纳入研究	作者年份	研究地区	人群	例数 I/C	不良反应事件数（n/N）/样本量 研究组	对照组	年龄（岁） I	C	性别（M/F） I	C	病程（年） I	C	疾病类型	疾病分期	干预措施及剂量	对照措施及剂量	疗程	安全性结局指标
研究9	王琳 张琳 2016	河北省张家口市	高血压肾病患者	45/45	2/45	0/45	56.8±3.2	57.2±3.0	25/20	26/19	9.8±3.1	9.7±3.2	高血压肾病	/	对照组措施+丹参多酚酸盐100mg，静脉输注，1次/日	缬沙坦80mg，口服，每次1粒,1次/日	2周	不良反应发生情况
研究10	王元页 2018	海南省	慢性肾衰竭患者	42/42	2/42	6/42	45.2±10.3	45.4±10.4	23/19	24/18	5.4±1.2	5.3±1.1	慢性肾衰竭	/	对照组措施+丹参多酚酸盐+前列地尔+谷胱甘肽	常规治疗	7天	不良反应发生情况
研究11	傅鹏 2012	上海市	慢性肾脏病患者	15/15	8/15	0/15	52.5±18.6	51.9±21.7	8/7	10/5	/	/	慢性肾脏病	2～4期	丹参多酚酸盐注射液200mg/d+前列地尔注射液20μg/d+还原型谷胱甘肽注射液2.4g/d，静脉滴注	常规治疗	7～10天	药物副反应
研究12	余晓丹 2017	四川省成都市	急性次大面积肺栓塞患者	52/52	7/52	6/52	55.2±5.9		49/55		/		急性次大面积肺栓塞	/	对照组措施+注射用丹参多酚酸盐200mg，静脉滴注，1次/日	降纤酶注射液，静脉滴注，首次剂量2支，维持值1支，隔日1次	2周	不良反应发生率、不良反应发生次数

续表

纳入研究	作者年份	研究地区	人群	例数 I/C	不良反应事件数/样本量 (n/N) 研究组	对照组	年龄（岁）I	C	性别（M/F）I	C	病程（年）I	C	疾病类型	疾病分期	干预措施及剂量	对照措施及剂量	疗程	安全性结局指标
研究13	罗培丽 2017	江苏省南通市	中、低危急性肺栓塞患者	41/39	3/41	5/39	58.5±6.3	58.3±6.5	27/14	26/13	/	/	急性肺栓塞	中低危	对照组措施+丹参多酚酸盐200mg，静脉注射，1次/日	服用低分子肝素钠，1次/12h，同时口服华法林，3mg/d	2周	不良反应发生率
研究14	刘嘉丽 2019	广东省中山市	气滞血瘀型下肢深静脉血栓患者	40/40	0/40	0/40	68.9±3.0	67.8±3.0	20/20	28/12	3.8±0.5	3.9±0.4	气滞血瘀型下肢深静脉血栓	/	对照组措施+丹参多酚酸盐200mg，静脉滴注，1次/日	常规抗凝治疗	14天	不良事件及不良反应情况
研究15	叶科 2015	四川省成都市	下肢骨折患者	103/100	3/103	4/100	47.36±11.02		122/81		/		下肢骨折后的深静脉血栓形成	/	对照组措施+丹参多酚酸盐200mg，静脉滴注，术后	术前1~2h腹部皮下注射低分子肝素钙2500IU，术后每天早晨皮下注射5000IU	14天	不良反应发生率
研究16	田书霞 2015	天津市	急性胰腺炎患者	42/41	0/42	0/41	51±10	52±10	23/19	21/20	7.7±4.7	6.9±3.8	急性胰腺炎	/	对照组措施+丹参多酚酸盐200mg，静脉滴注，1次/日	常规治疗	14天	不良反应发生情况

续表

纳入研究	作者年份	研究地区	人群	例数 I/C	不良反应事件数/样本量 (n/N)		年龄（岁）		性别（M/F）		病程（年）		疾病类型	疾病分期	干预措施及剂量	对照措施及剂量	疗程	安全性结局指标
					研究组	对照组	I	C	I	C	I	C						
研究17	王辉 2014	河北省新乐市	溃疡性结肠炎患者	43/43	0/43	0/43	36.8±8.9	38.7±9.6	24/19	22/21	4.6±2.3	4.9±2.5	溃疡性结肠炎	活动期	对照组措施+丹参多酚酸盐50mg，静脉滴注，1次/日	柳氮磺吡啶肠溶片，每次1g，3次/日	4周	不良反应发生情况
研究18	赵妍 2018	新疆维吾尔自治区乌鲁木齐市	急性脊髓损伤患者	87/86	0/87	0/86	37.2±8.0	36.9±7.2	53/34	51/35	6.5±1.1	6.3±0.9	脊髓损伤	/	对照组措施+注射用丹参多酚酸盐100mg，静脉滴注，1次/日	注射用鼠神经生长因子肌内注射，每次20μg	2个月	不良反应发生情况
研究19	郭惠芳 2018	吉林省公主岭市	老年冠心病心绞痛患者	33/33	0/33	0/33	71.5±2.4		/		5.7±3.4		冠心病心绞痛	/	对照组措施+丹参多酚酸盐200ml，静脉滴注，1次/日	常规治疗	14天	不良反应发生率
研究20	刘林 2019	吉林省	冠心病心绞痛患者	100/100	14/100	60/100	55.7±2.2		98/102		3.6±1.5		冠心病心绞痛	/	对照组措施+丹参多酚酸盐200mg，静脉滴注，1次/日	常规治疗+口服曲美他嗪片20mg，1片/次，三餐时服用	1个月	不良反应发生情况

续表

纳入研究	作者年份	研究地区	人群	例数 I/C	不良反应事件数/样本量(n/N) 研究组	对照组	年龄(岁) I	C	性别(M/F) I	C	病程(年) I	C	疾病类型	疾病分期	干预措施及剂量	对照措施及剂量	疗程	安全性结局指标
研究21	张春贞 2017	河南省	冠心病心绞痛患者	48/48	4/48	8/48	62.7± 8.2	63.4± 8.6	27/21	28/20	3.6± 1.5	3.7± 1.4	冠心病心绞痛	/	对照组措施+丹参多酚酸盐0.2g,静脉滴注,1次/日;麝香保心丸每次2粒,口服,3次/日	常规抗心肌缺血药物治疗	14天	不良反应发生情况
研究22	田柳 2017	江苏省常州市	冠心病患者	30/30	0/30	2/30	60.1± 1.9	60.9± 1.5	15/15	16/14	0.5± 0.1	0.5± 0.1	冠心病	/	丹参多酚酸盐注射液200mg,静脉滴注,1次/日	丹参注射液10-20ml,静脉滴注,1次/日	2周	不良反应发生情况
研究23	郭毅 2018	海南省三亚市	冠心病患者	38/37	3/38	4/37	58.2± 10.2	59.8± 10.5	20/18	19/18	2.8± 1.0	2.7± 1.0	冠心病	/	丹参多酚酸盐200mg,静脉滴注,1次/日	马来酸桂哌齐特8ml,静脉滴注,1次/日	1周	不良反应发生情况
研究24	何珂 2016	浙江省金华市	冠心病患者	32/34	2/32	3/34	58.2± 10.2	60.2± 10.5	20/12	21/13	2.8± 1.1	1.4± 0.9	冠心病	/	丹参多酚酸盐200mg,静脉滴注,1次/日	丹参注射液30ml,静脉滴注,1次/日	2周	不良反应发生情况

纳入研究	作者年份	研究地区	人群	例数 I/C	不良反应事件数/样本量（n/N） 研究组	对照组	年龄（岁） I	C	性别（M/F） I	C	病程（年） I	C	疾病类型	疾病分期	干预措施及剂量	对照措施及剂量	疗程	安全性结局指标
研究25	陶佳 2019	北京市	冠心病患者	46/46	5/46	14/46	50.2±5.2		49/43		0.5±0.3		冠心病	/	对照组措施+丹参多酚酸盐，静滴，1次/日	拜阿司匹林，100mg，3次/日；阿托伐他汀钙片，20mg，2次/日	3周	不良反应发生情况
研究26	闫婧筠 2019	河北省高碑店市	冠心病患者	75/75	/	/	62.3±10.4	62.7±10.9	40/35	39/36	0.5-12	0.5-14	冠心病	/	对照组措施+丹参多酚酸盐注射液200mg，静脉滴注，1次/日	常规治疗	2周	不良反应发生情况
研究27	曹海鹰 2019	辽宁省大连市	冠心病患者	/	/	/	49.9±1.0		/		/		冠心病	/	丹参多酚酸盐注射液200mg，静脉滴注，1次/日	丹参注射液30ml，静脉滴注，1次/日	半个月	不良反应发生情况
研究28	王春红 2019	辽宁省葫芦岛市	冠心病患者	106/106	4/106	15/106	58.7±5.9	59.4±6.1	50/56	51/55	2.3±0.43	2.1±0.5	冠心病	/	对照组措施+丹参多酚酸盐0.2g，静脉滴注	常规治疗+丹参注射液30ml，静脉滴注	15天	不良反应发生情况

注：I. 干预组；C. 对照组；M. 男性；F. 女性；/. 未涉及

附录 3 真实世界研究不良反应/事件发生情况信息摘录表

编号	作者年份	研究地区	人群	事件数/样本量（n/N）			年龄	研究组剂量	对照组剂量	合并用药	观察时间	病程
				事件	研究组	对照组						
研究29	王海洋 2016	中国	中国中医科学院中医临床基础医学研究所建立的HIS数据库；18~80岁；使用用药物前后1周内均至少具有1次血肌酐、血尿素氮的测定值	血肌酐	2161	1013	18~80	NA	NA	NA	7日	NA
				血尿素氮	2159	953						

注：HIS. 医院信息系统；NA. 未检出

附录 4 病例系列不良反应/事件发生情况信息摘录表

编号	作者年份	研究地区	人群	样本量	年龄	剂量	合并或交替用药	观察时间	不良事件发生数	不良事件预后
研究30	毕铁琳 2018	吉林省长春市	2016年1月1日至2017年8月31日使用注射用丹参多酚酸盐的患者	8008	/	7952例：一次200mg；56例：一次100~150mg	联合或交替用药1602例	2016年1月1日至2017年8月31日	21	/
研究31	段雪云 2013	湖北省武汉市	2012年6月至12月应用丹参多酚酸盐注射液的患者	1000	20~40岁：333例；40~60岁：333例；60~80岁：334例	用于冠心病治疗剂量为200mg：1.6%；用于其他疾病治疗剂量为200mg：15.9%；其余病例剂量均不足200mg	合并用药患者912例，合并用药的品种较复杂，多数与常规西药联用，也有与其他中成药制剂联用，数量由1种至十几种不等	2012年6月至12月	9	均较轻微，预后皆良好

注：/. 未涉及

附录 5　不良反应/事件个案报道基本情况表

编号	作者年份	研究地区	基础疾病	剂量	年龄（岁）	过敏史	既往史	自服药起到出现不良事件的时间	不良事件表现	处理	转归	作者推论
研究 32	苏冶玉 2015	广东省中山市	酒精性心肌病、心功能1级；心律失常：心房颤动并二度房室传导阻滞、偶发室性前期收缩；高血压3级	200mg	66	无	高血压病10余年，长期服用尼群地平治疗	第3次用药，给药后立刻	寒战、四肢冰冷，呼吸困难，口唇发绀	无创正压通气，同时另建一组输液通道分别静脉滴注给予注射用甲泼尼龙40mg和注射用托拉唑40mg抗炎护胃处理	2h后症状消失	本例患者出现的不良反应与使用丹参多酚酸盐有明显相关性，同时相关性很可能延丹参多酚酸盐所导致
研究 33	李慧 2010	河北省张家口市	冠心病、急性心肌梗死	200mg	52	无	/	给药20min后	患者全身出现大片红疹，后背散在栗粒大小红色皮疹，压之褪色	立即停药给予地塞米松10mg，静注。10%葡萄糖酸钙注射液10ml+0.9%氯化钠注射液20ml，静脉注射	2h后全身皮疹按先后顺序明显消退，2d后全身皮疹基本消失，出现大片皮肤蜕皮	考虑为注射用丹参多酚酸盐引起的变态反应
研究 34	窦芳 2018	陕西省西安市	冠状动脉粥样硬化性心脏病并不稳定型心绞痛；动脉粥样硬化、胃大部切除术后；膀胱癌术后	200mg	87	无	心房颤动病史10余年，动脉粥样硬化、膀胱癌术后病史等	第8次用药，给药48min后；第9次用药，给药5min后	寒战、全身发抖和体温小幅度上升	给予地塞米松5mg，静脉注射、盐酸异丙嗪25mg，肌内注射	体温下降，症状消失，继续使用其他药物，未再出现不适	该案例判定注射用丹参多酚酸盐品不良反应关联性评价为"很可能"

续表

编号	作者年份	研究地区	基础疾病	剂量	年龄（岁）	过敏史	既往史	自服药起到出现不良事件的时间	不良事件伴表现	处理	转归	作者推论
研究35	田璐璐 2015	上海市	左下肢软组织感染	200mg	87	无	慢性阻塞性肺病史30年，腰椎间盘突出症20余年，高血压病史9年，前列腺增生病史	给药5min后	患者出现全身抖动，神志清，指末氧饱和度97%，HR 68次/分钟，36.9℃，无皮疹，未有胸闷气喘不适	立即停药，给予异丙嗪25mg，肌内注射	30min后抖动完全停止	考虑丹参多酚酸盐引起神经系统不良反应可能性大
研究36	廖小娟 2016	湖南省	冠心病（心绞痛型）	150mg	55	无	高血压病史8年	第5次用药，给药10min后	全身发冷，颤抖，伴胸闷，呼吸急促，无胸痛，无恶心呕吐	立即停药，即给于地塞米松磷酸钠注射液10mg+0.9%氯化钠注射液10ml静脉注射，异丙嗪25mg注射液肌内注射，乳酸钠林格液500ml静脉滴注	约30min后缓解，呼吸急促等症状稍有缓解，5h后哮喘、呼吸急促等症状完全缓解	可能是由注射用丹参多酚酸盐所致，不能排除是输液反应中的热原样反应

续表

编号	作者年份	研究地区	基础疾病	剂量	年龄（岁）	过敏史	既往史	自服药起到出现不良事件的时间	不良事件表现	处理	转归	作者推论
研究37	曹旭芳 2018	浙江省	骨折15例，脑震荡等颅脑损伤7例，脑组织损伤6例，不同部位烧伤5例，冠心病2例，脑供血不足1例	200mg（28例）；100mg（6例）；150mg（2例）	17～88	无药物过敏史33例，过敏史不详3例	未提及	≤30min（4例）；30min至24h（12例）；1～7d（12例）；>7d（8例）	瘙痒19例，皮疹13例，红斑疹3例，皮肤发红2例，皮肤带状疱疹1例，丘疹1例，发热2例，多汗1例，疼痛1例，过敏性紫癜1例，过敏样反应1例，肝酶升高5例，胸闷1例	未提及	对症处理好转34例，经对症治疗症状痊愈2例	关联性评价中，判定为很可能20例（55.56%），可能16例（44.44%）
研究38	朱波宇 2015	河北省	右大腿蜂窝组织炎	200mg	31	未提及	未提及	第2次用药完毕1h后；第3次用药完毕40min后	出现双上肢和颈部红色斑丘疹，大小不一，伴瘙痒	给予苯海拉明20mg，肌内注射	2h后缓解	可能为注射用丹参多酚酸盐所致的迟发型过敏反应
			社区获得性肺炎	200mg	56	未提及	高血压病史5年	用药第4天；用药第5天	牙龈出血	停用阿司匹林	停用阿司匹林后症状消失	为注射用丹参多酚酸盐和阿司匹林合用所致

续表

编号	作者年份	研究地区	基础疾病	剂量	年龄（岁）	过敏史	既往史	自服药起到出现不良事件的时间	不良事件伴表现	处理	转归	作者推论
研究39	朱艺平 2016	广西壮族自治区	颈椎病；冠心病前降支、回旋支定型心绞痛；2型糖尿病、糖尿病周围神经病变	200mg	72	未提及	未提及	给药5min后	头痛、呼吸困难、继之四肢冰冷、昏迷，抽搐，诊断为过敏性休克	立即停用注射用丹参多酚酸盐，更换0.9%氯化钠注射液250ml，给予吸氧、肾上腺素抗休克、地塞米松、葡萄糖酸钙及盐酸异丙嗪（非那根）抗过敏，多巴胺间羟胺升压等处理	30min后恢复	/
研究40	孔飞飞 2014	浙江省	左手第2掌骨骨折术后；左手示指伸肌腱开放裂术后；左手示指神经修复术后	200mg	43	无	未提及	第2次用药，给药30min后	左手皮疹并伴瘙痒，体格检查见左手背散在红色片状皮疹	立即停药，给予马来酸氯苯那敏片4mg，口服，含酚炉甘石洗剂外用抗过敏治疗	第2天患者症状好转，皮疹消退	基本可以确定为丹参多酚酸盐所致皮肤过敏反应
研究41	徐月启 2016	河南省	共21例，其中冠心病心绞痛8例、脑心综合征4例，急性脑梗死3例、肺源性心脏病2例、慢性心力衰竭3例、继发性慢性肾病1例	200mg	40~86	青霉素类过敏史2例，头孢类过敏史1例，无过敏史为15例，未提及3例	未提及	≤15min（12例）；15~30min（5例）；30min至1h（3例）；>1h（1例）	头晕、头痛、皮疹、转氨酶升高、口唇红肿麻木、血小板减少、牙龈出血、寒战、胸闷、呼吸急促、药物热、喉头水肿等	未提及	21例患者，治愈11例、好转8例、病情加重2例、无死亡病例	/

附录 6　RCT 研究文献质量评价表

研究	随机序列生成	分配方案隐藏	盲法（每个结局单独评价）	随访完整性（数据缺失）	选择性报告结局	基线可比性	试验提前终止
研究 1	偏倚风险不确定	偏倚风险不确定	偏倚风险不确定	低偏倚风险	低偏倚风险	可比	低偏倚风险
研究 2	低偏倚风险	偏倚风险不确定	偏倚风险不确定	低偏倚风险	低偏倚风险	可比	低偏倚风险
研究 3	偏倚风险不确定	偏倚风险不确定	偏倚风险不确定	低偏倚风险	低偏倚风险	可比	低偏倚风险
研究 4	偏倚风险不确定	偏倚风险不确定	偏倚风险不确定	低偏倚风险	低偏倚风险	可比	低偏倚风险
研究 5	低偏倚风险	偏倚风险不确定	偏倚风险不确定	低偏倚风险	低偏倚风险	可比	低偏倚风险
研究 6	低偏倚风险	偏倚风险不确定	偏倚风险不确定	低偏倚风险	低偏倚风险	可比	低偏倚风险
研究 7	偏倚风险不确定	偏倚风险不确定	偏倚风险不确定	低偏倚风险	低偏倚风险	可比	低偏倚风险
研究 8	低偏倚风险	偏倚风险不确定	偏倚风险不确定	低偏倚风险	低偏倚风险	可比	低偏倚风险
研究 9	低偏倚风险	偏倚风险不确定	偏倚风险不确定	低偏倚风险	低偏倚风险	可比	低偏倚风险
研究 10	低偏倚风险	偏倚风险不确定	偏倚风险不确定	低偏倚风险	低偏倚风险	可比	低偏倚风险
研究 11	低偏倚风险	偏倚风险不确定	偏倚风险不确定	低偏倚风险	低偏倚风险	可比	低偏倚风险
研究 12	低偏倚风险	偏倚风险不确定	偏倚风险不确定	低偏倚风险	低偏倚风险	可比	低偏倚风险
研究 13	低偏倚风险	偏倚风险不确定	偏倚风险不确定	低偏倚风险	低偏倚风险	可比	低偏倚风险
研究 14	低偏倚风险	偏倚风险不确定	偏倚风险不确定	低偏倚风险	低偏倚风险	可比	低偏倚风险

续表

研究	随机序列生成	分配方案隐藏	盲法（每个结局单独评价）	随访完整性（数据缺失）	选择性报告结局	基线可比性	试验提前终止
研究 15	低偏倚风险	偏倚风险不确定	偏倚风险不确定	低偏倚风险	低偏倚风险	可比	低偏倚风险
研究 16	偏倚风险不确定	偏倚风险不确定	偏倚风险不确定	低偏倚风险	高偏倚风险	可比	低偏倚风险
研究 17	低偏倚风险	偏倚风险不确定	偏倚风险不确定	低偏倚风险	高偏倚风险	可比	低偏倚风险
研究 18	低偏倚风险	偏倚风险不确定	偏倚风险不确定	低偏倚风险	高偏倚风险	可比	低偏倚风险
研究 19	高偏倚风险	偏倚风险不确定	偏倚风险不确定	低偏倚风险	低偏倚风险	可比	低偏倚风险
研究 20	偏倚风险不确定	偏倚风险不确定	低偏倚风险	低偏倚风险	低偏倚风险	可比	低偏倚风险
研究 21	偏倚风险不确定	偏倚风险不确定	偏倚风险不确定	低偏倚风险	低偏倚风险	可比	低偏倚风险
研究 22	低偏倚风险	偏倚风险不确定	偏倚风险不确定	低偏倚风险	低偏倚风险	可比	低偏倚风险
研究 23	低偏倚风险	偏倚风险不确定	偏倚风险不确定	低偏倚风险	低偏倚风险	可比	低偏倚风险
研究 24	偏倚风险不确定	偏倚风险不确定	偏倚风险不确定	低偏倚风险	低偏倚风险	可比	低偏倚风险
研究 25	偏倚风险不确定	偏倚风险不确定	偏倚风险不确定	低偏倚风险	低偏倚风险	可比	低偏倚风险
研究 26	偏倚风险不确定	偏倚风险不确定	偏倚风险不确定	低偏倚风险	高偏倚风险	可比	低偏倚风险
研究 27	低偏倚风险	偏倚风险不确定	偏倚风险不确定	偏倚风险不确定	高偏倚风险	可比	低偏倚风险
研究 28	偏倚风险不确定	偏倚风险不确定	偏倚风险不确定	低偏倚风险	低偏倚风险	可比	低偏倚风险

附录 7　真实世界研究文献质量评价表

编号	暴露队列的代表性	非暴露队列的选择	暴露的确认	在研究启动时，并未提出所关注结局事件	基于研究设计或选择分析，队列的可比性	结局的评估	为发现结局事件，随访时间是否足够长	队列的随访是否充分	得分
研究 29	1	1	1	0	1	1	0	0	5

附录 8　病例系列研究文献质量评价表

编号	病例是否来自不同级别的医疗机构，开展多中心的研究院	清楚明确的描述研究的目的，假说或研究目标	清楚的报告纳入和排除标准	对测量的结局做出明确的定义	收集的数据应达到预期目标	准确描述患者是连续招募的	清楚明确描述研究主要发现	将结局进行分层分析及报告，如按照疾病分期，实验室检查结果异常，患者的特征等
研究 30	否	是	否	是	是	是	是	是
研究 31	否	是	否	是	是	否	是	是

附录 9　系统评价文献质量评价表

序号	评价条目	评价结果
1	研究问题和纳入标准是否包括 PICO 各要素？	是
2	是否报告系统评价研究方法在实施前就已确定，是否报告与计划书不一致的情况？	否
3	作者是否解释了选择系统评价纳入研究设计类型的原因？	否
4	作者是否使用了全面的文献检索策略？	部分是
5	是否双人独立完成文献检索？	否
6	是否两人独立完成数据提取？	是
7	是否提供了排除文献的清单及排除理由？	否
8	作者是否详细地描述了纳入研究的基本特征？	部分是
9	作者是否使用合理工具评估纳入研究文献的偏倚风险？	是
10	作者是否报告了该系统评价纳入研究的资金来源？	否
11	如果进行了 Meta 分析，作者是否使用恰当的统计方法进行结果合并分析？	是
12	如果进行了 Meta 分析，作者是否考虑了纳入研究的偏倚风险对 Meta 分析或其他证据整合的潜在影响？	是
13	在解释/讨论系统评价结果时，作者是否考虑了纳入研究的偏倚风险？	否
14	作者对系统评价结果中异质性是否给予满意的解释或讨论？	是
15	作者是否充分调查了发表偏倚并讨论了其对研究结果的可能影响？	是
16	如果进行定量合成，作者是否报告了任何潜在的利益冲突，包括开展系统评价所接受的任何资助？	否

附录 10　卫生经济学评价报告标准共识（CHEERS）清单

部分 / 条目	编号	建　议
标题和摘要		
标题	1	确定研究是一项经济学评价或试用更具体的术语，如"成本效果分析"，并描述比较的干预措施
摘要	2	对研究目的、角度、背景、方法（包括研究设计和输入参数）、结果（包括基本情况和不确定性分析）和结论提供一个结构摘要
前言		
背景和目的	3	为研究提供更广泛的背景说明；目前研究的问题及相关的卫生政策或实践决策
方法		
目标人群和亚组	4	描述目标人群和亚组分析的特征，包括为什么选择它们
研究背景和地点	5	陈述与决策制定相关的背景信息
研究角度	6	描述研究角度和与之相关的被评估的成本
比较对象	7	描述要比较的干预措施或政策并说明为什么选择它们
研究时限	8	陈述要评估的成本和结果的研究时限，并说明为什么适用
贴现率	9	报告用于成本和产出的贴现率的选择，并说明为什么适用
健康结果的选择	10	描述评价中使用什么指标来测量收益及与之相关的分析类型
效果测量	11a	基于单一研究评估：充分描述单一效果研究的设计特点，并说明为什么单一研究是临床有效性数据的充分来源

续 表

部分/条目	编号	建 议
	11b	基于多项研究的经济学评估：充分描述研究的纳入标准及临床有效数据的研究方法
基于偏好的结果测量和评价	12	如果适用，描述用于偏好测量的人群和方法
资源和成本评估	13a	基于单一研究的经济学评价：描述与选择的干预措施有关的资源使用的评价方法。描述按照单位成本评价每一资源条目的主要或次要的研究方法。描述接近成本所做出的任何调整
	13b	基于模型的经济学评价：描述与模型健康状态有关的资源使用的评价方法和数据来源。描述按照单位成本评价每一资源条目的主要或次要的研究方法。描述接近成本所做出的任何调整
货币、价格日期和转换	14	报告评价的资源数量和单位成本的日期。如果有必要，描述将估计的单位成本调整到报告年的方法。描述将成本转换为通用货币单位及其汇率的方法
模型的选择	15	描述使用的特定类型的决策分析模型并给出理由。强烈建议提供一个模型结构图
假设	16	描述支持决策分析模型的所有结构或其他假设
分析方法	17	描述所有支持评价的分析方法。包括：处理偏态、缺失值或截尾数据的方法；外推法；合并数据的方法；验证或调整数据（如半周期的修正）的方法；处理人群异质性和不确定性的方法
结果		
研究参数	18	报告所有参数的值、范围和分布（如果适用）及参考文献。强烈建议提供一个表格来显示输入的参数值。报告不确定性分析中参数分布的依据和来源
增量成本和产出	19	对于每个干预措施，报告评估成本和产出的主要指标的平均值及比较组间的差异。如果可以，报告增量成本效益比

续　表

部分 / 条目	编号	建　议
不确定性分析	20a	基于单一研究的经济学评价：描述抽样的不确定性对增量成本和增量效果参数估计的影响，以及对方法学假设（如贴现率、研究角度）的影响
	20b	基于模型的经济学评价：描述所有输入参数的不确定性对结果的影响，以及和假设有关的模型结构的不确定性
异质性分析	21	如果可以，报告基于亚组患者基线特征不同，或其他观察到，无法再用更多信息缩小的变异来解释成本、结果或成本–效益的差异
讨论		
研究结果、局限性、适用性及当前知识	22	总结关键的研究结果，并描述它们如何支持得出的结论。讨论研究结果的局限性，适用性以及这些结果如何符合当前知识
其他		
资金来源	23	描述研究受到的资助和资助者在定题、设计、实施和报告分析中的作用。描述其他非货币支持的来源
利益冲突	24	描述任何潜在的研究贡献者与期刊政策的利益冲突。在缺乏期刊政策时，我们建议作者遵从国际医学期刊编辑委员会的建议